LYMPH-
DRAINAGE

· Hilfe bei Schwellungen und Ödemen
· Selbst behandeln, einfach entschlacken

LYMPH-
DRAINAGE

· Hilfe bei Schwellungen und Ödemen
· Selbst behandeln, einfach entschlacken

Weltbild

Inhalt

Was unterstützt noch? – Selbstfürsorge in vielen Bereichen **41**

Wie unterstützt die Ernährung den Lymphfluss? **49**

Rezepte **55**

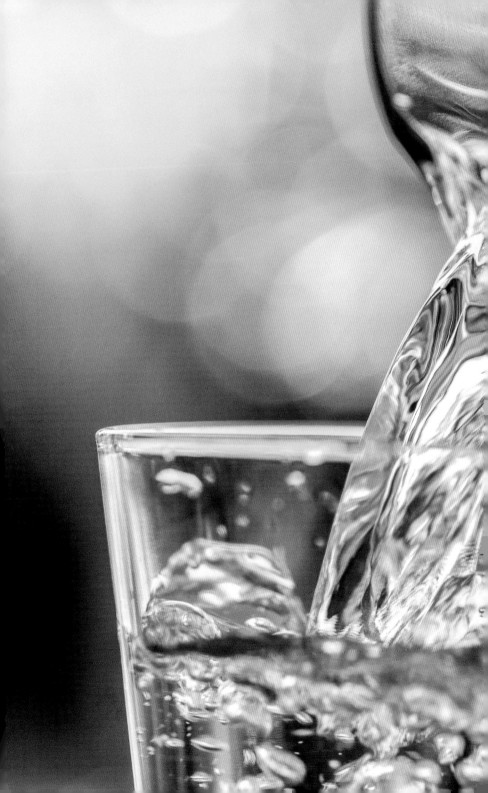

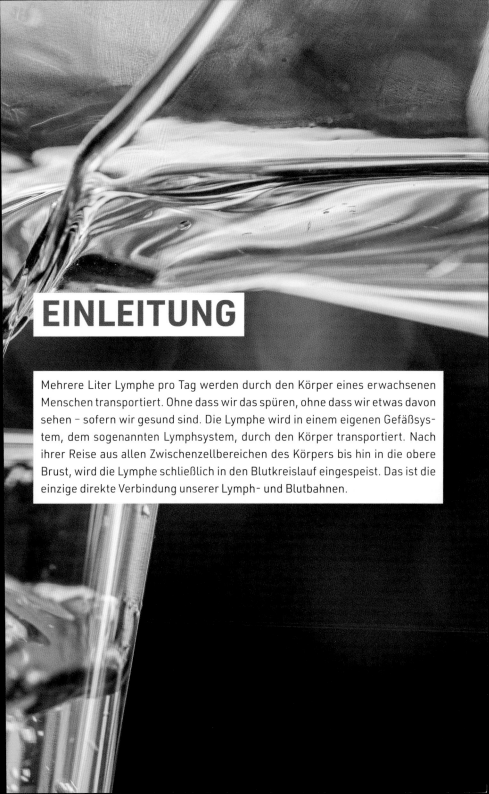

EINLEITUNG

Mehrere Liter Lymphe pro Tag werden durch den Körper eines erwachsenen Menschen transportiert. Ohne dass wir das spüren, ohne dass wir etwas davon sehen – sofern wir gesund sind. Die Lymphe wird in einem eigenen Gefäßsystem, dem sogenannten Lymphsystem, durch den Körper transportiert. Nach ihrer Reise aus allen Zwischenzellbereichen des Körpers bis hin in die obere Brust, wird die Lymphe schließlich in den Blutkreislauf eingespeist. Das ist die einzige direkte Verbindung unserer Lymph- und Blutbahnen.

Das unbekannte Wegenetz

Wann und wo in unserem Körpergeschehen tritt eigentlich das Lymphsystem auf den Plan? Machen wir, um das aufzuzeigen, einen kleinen Streifzug durch den Körper: Was wir essen und trinken, gelangt aus Magen und Darm im Wesentlichen über den Blutkreislauf ins Gewebe. Ein Großteil der in den Zellen produzierten Stoffwechsel- und Abbauprodukte wird danach auch wieder vom Blut durch die Adern abtransportiert. Aber eben nicht alles. Manche Teilchen sind einfach zu groß, um in die feinsten Blutäderchen eindringen zu können. Diese Teilchen sammeln sich in dem mit Blutplasma gefüllten Raum zwischen den Zellen an. Und diese Zwischenzellflüssigkeit wird dann über die Lymphbahnen abtransportiert. Denn diese sind porös genug, um zusammen mit der wässrigen Plasmaflüssigkeit auch gröbere Teilchen aufnehmen zu können: Eiweiße, Abbauprodukte, Fette.

Anders als die Blutgefäße und das darin fließende Blut, sind die Lymphe wie auch ihre Transportbahnen für uns unsichtbar – solange wir gesund sind. Die Lymphe ist relativ farblos, flüssig-milchig, pulsiert nicht, und der Druck in den Lymphbahnen ist viel niedriger als der in den Blutgefäßen, wir können ihn daher nicht messen.

Und so lernen wir das so wichtige Kanalsystem der Lymphbahnen zumeist erst dann kennen, wenn es uns Probleme macht, wenn es durch Erkrankungen zu Störungen im Lymphsystem kommt, wenn eine Lymphdrainage nötig wird.

Lymphtherapie gestern und heute

Da verwundert es nicht, dass es Chirurgen waren, die sich als erste mit Lymphödemen – als Folge von Operationen, oft von Krebsgeschwüren – auseinandersetzten. Bereits im ausgehenden 19. Jahrhundert gab es zur Lymphdrainage wichtige Erkenntnisse. In den Wirren des ausgehenden 19. und der ersten Jahrzehnte des 20. Jahrhunderts geriet die Lymphdrainage aber wohl wieder aus dem Fokus der Mediziner.

Als Begründer einer systematischen Lymphdrainage gilt der dänische Physiotherapeut Emil Vodder (1896–1986). Er entwickelte in den 30er Jahren des vergangenen Jahrhunderts eine genaue Technik der manuellen Lymphdrainage. Dabei handelt es sich um eine spezielle medizinische Massage, die gestaute Gewebsflüssigkeit abfließen lassen soll.

Über die Jahrzehnte wurde Vodders Technik weiterentwickelt und wird in der praktischen Behandlung inzwischen mit vielen anderen Aspekten der Physiotherapie kombiniert, etwa mit entspannenden Atemtechniken, Bewegung wie Ausdauersportarten und

Mobilisierungsübungen, Reflexzonenmassage, Yogaübungen, Faszienmassage, Wasseranwendungen und anderem mehr.

An den grundsätzlichen Handgriffen und an der methodischen Vorgehensweise bei der konkreten Behandlung von Lymphstauungen hat sich aber bis heute wenig geändert.

Dem Lymphsystem aus eigener Kraft helfen

Dieses Buch wird Ihnen grundlegende Informationen über den Aufbau und die Funktion unseres Lymphsystems liefern. Im Anschluss daran werden Störungen im lymphatischen System und deren Ursachen beschrieben. Sie finden Entstauungstechniken aufge-

zeigt, die Sie selbst – begleitend zu fachlicher Therapie – anwenden können, ebenso auch vorbeugend und nachsorgend.

Es werden im Weiteren begleitende Therapiemöglichkeiten und Maßnahmen beschrieben, von der Faszienbehandlung über Bewegungstherapie bis zu einer angemessenen Ernährung mit praktischen Hinweisen für eine lymphfreundliche Ernährung.

Daran schließt sich ein Rezeptteil an, mit Gerichten, die den Lymphfluss unterstützen – weil sie keine weiteren Belastungen in den Körper eintragen, weil sie in vielen Fällen sogar entgiftend und reinigend auf den Organismus wirken und ihn gleichzeitig umfassend mit wertvollen Nährstoffen versorgen.

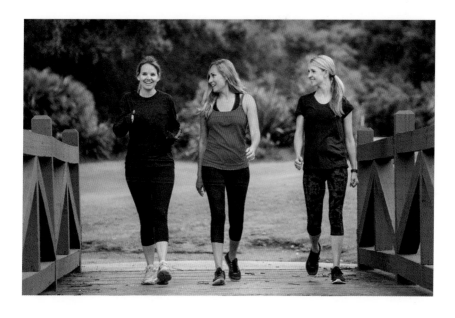

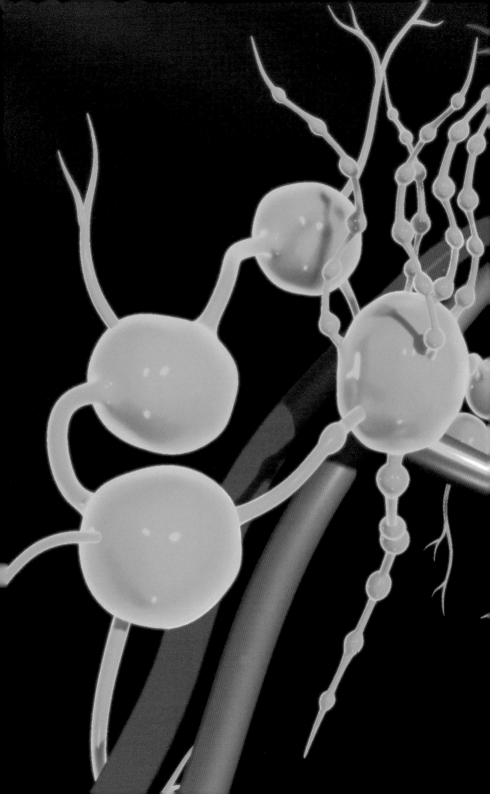

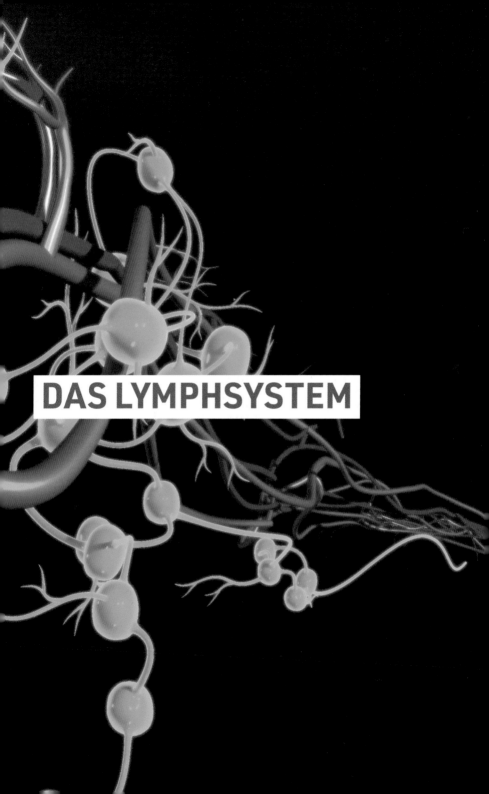

DAS LYMPHSYSTEM

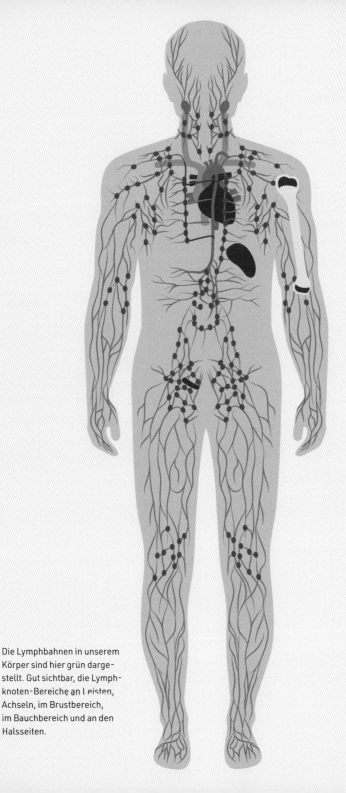

Die Lymphbahnen in unserem Körper sind hier grün dargestellt. Gut sichtbar, die Lymphknoten-Bereiche an Leisten, Achseln, im Brustbereich, im Bauchbereich und an den Halsseiten.

Neben dem Blutkreislaufsystem ist das Lymphsystem in unserem Körper das wichtigste Transportsystem (siehe Abb.). Darin werden Abfallstoffe aus den Zellen und auch Krankheitserreger abtransportiert, es werden u. a. Nährstoffe und Hormone wie auch Abwehrzellen an die Orte ihrer Funktion befördert.

Die Lymphe

Das Transportmittel im Lymphsystem wird Lymphe genannt. Die Lymphe besitzt eine wässrige Konsistenz, ihre Farbe ist milchig-farblos bis milchig-gelb. Die Lymphe besteht aus Blutplasma, Gewebsflüssigkeit und darin gelösten Stoffen, Eiweißstoffen (inkl. Hormone, Abwehrstoffe), Fettmolekülen, Abbauprodukten aus den Zellen sowie Zelltrümmern.

Die Lymphbahnen

In ihren feinsten Verästelungen sind die Lymphbahnen fast so zart wie die feinsten Blutgefäße und werden Lymphkapillaren genannt (siehe die Abb. links). Aus den winzig dünnen Kapillaren werden, je näher zum Körperstamm, also zum Rumpf hin, immer größere Bahnen, fachsprachlich Sammelgefäße. Diese Sammelgefäße besitzen Rückstauklappen, damit die Fließrichtung der Lymphe Richtung oberen Brustkorb beibehalten werden kann.

Die meisten Lymphgefäße liegen in den unteren Hautschichten und verlaufen entlang der großen oberflächlichen Venen. Hier werden vier Fünftel der gesamten Lymphe transportiert. Daneben gibt es auch tief liegende Lymphgefäße, sie entwässern Muskeln, Gelenke und Knochen.

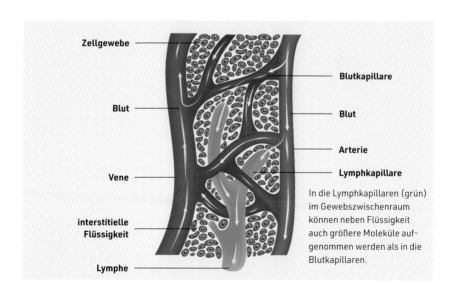

Zellgewebe

Blut

Vene

interstitielle Flüssigkeit

Lymphe

Blutkapillare

Blut

Arterie

Lymphkapillare

In die Lymphkapillaren (grün) im Gewebszwischenraum können neben Flüssigkeit auch größere Moleküle aufgenommen werden als in die Blutkapillaren.

Die Lymphknoten

An die Lymphbahnen schließen sich Zonen mit Anhäufungen von Lymphknoten an. In diesen wird die Lymphe entgiftet, durch Neutralisation von enthaltenen schädlichen Stoffen. Des Weiteren wird hier etwa die Hälfte des wässrigen Teils zurück in den Blutkreislauf geleitet. Die Lymphe wird also »eingedickt«. Darüber hinaus werden in den Lymphknoten (und den zum System gehörenden lymphatischen Organen) Abwehrstoffe produziert, die über den weiteren Weg der Lymphe ins Blut und damit in den gesamten Körper gelangen.

Der Mensch besitzt Hunderte von Lymphknoten, wichtige Zonen mit besonders vielen davon sind die Leisten, der Bauchraum, Achseln und Brust, so-

geschwollener Lymphknoten

normaler Lymphknoten

Lymphknoten sind beim Menschen normalerweise wenige Millimeter bis ca. 1,5 cm groß und bohnenförmig oder unregelmäßig geformt. In der Leiste und am Hals können sie auch bis zu 2 cm groß werden. Wenn Lymphknoten größer als ca. 2 cm und eher kugelig geformt sind, ist das für den Arzt ein Hinweis, dass das Immunsystem damit beschäftigt ist, eine Krankheit abzuwehren.

wie Kopf und Hals (siehe auch die Zonen mit grünen Verdickungen in der Abb. »Lymphsystem komplett« auf S. 12).

Die Lymphstämme

Die größten Lymphgefäße befinden sich im Rumpf. Sie werden auch Lymphstämme genannt: Die Lymphstämme besitzen wie die Venen eine eigene Muskulatur und Rückstauklappen, damit die Lymphe wirksam in die richtige Richtung weitertransportiert werden kann. Dieser Aufbau ist mit dem unserer Venen vergleichbar, deren Transportprinzip auf aktiver Weiterbeförderung des Bluts durch Muskelkontraktion und der Verhinderung von Rückfluss durch Rückstauklappen basiert.

Die »Kupplungsstelle«

Das Lymphsystem ist – anders als der Blutkreislauf – kein geschlossenes System. Es mündet in die Venen. Der Übergang vom Lymphsystem zum Blutkreislauf liegt beidseits hinter den Schlüsselbeinen. Rechts und links, jeweils im sogenannten Venenwinkel wird die Lymphe wieder in den Blutstrom eingespeist.

Der Sinn dieser Kupplungsstelle erklärt sich aus einigen wichtigen Aufgaben des Lymphsystems: Mit der Lymphe soll das Flüssigkeitsgleichgewicht im Körper erhalten werden. Über die Bahnen der Lymphe und schließlich wieder über die Blutbahnen werden Nährstoffe recycelt und in den Lymphknoten produzierte Abwehrstoffe im ganzen Körper verteilt.

Aufgaben des Lymphsystems

▸ Transport von Fetten (viele sind sehr großmolekular und passen nicht durch die Poren der Blutkapillaren).

▸ Ableitung von Zellteilen, abgestorbenen Zellen, Eiweißmolekülen, Fremdkörpern und ggf. schädlichen Stoffwechselendprodukten aus den Zellzwischenräumen im gesamten Körper.

▸ Neutralisation und Entsorgung von Abfallstoffen aus dem Stoffwechsel der Zellen (geschieht teils in den Lymphknoten, teils in den lymphatischen Organen wie Mandeln und Milz).

▸ Produktion und Weiterverteilung von Abwehrstoffen (sogenannte Immunfunktion des Lymphsystems).

Die natürlichen Lymph-Motoren

Anders als das Blut wird die Lymphe nicht durch ein unablässig pumpendes Herz angetrieben, zumindest nicht direkt. Die Lymphe fließt nicht zuletzt deshalb viel langsamer als das Blut, dennoch fließt sie – sofern wir gesund sind – unablässig und in der richtigen Richtung: aus den rumpffernen Bereichen bis hin zu den Schlüsselbeinen und der Kopplungsstelle zum Blutkreislauf.

Wodurch wird das bewirkt?

Es gibt nicht nur einen einzigen Motor für den stetigen Weitertransport der Lymphe, sondern viele zusammenwirkende Mechanismen:

▸ die Pumpwirkung des Herzens, die sich über die Arterien an die anliegenden Lymphgefäße überträgt,

▸ unsere Muskeln, die sich bei jeder unserer Bewegungen zusammenziehen, dann wieder entspannen und damit auch die Lymphbahnen mitmassieren,

▸ die Bewegung des Brust-Bauch-Raums durch die natürliche Atmung, die auch die Lymphgefäße mitbewegt,

▸ die den größten Lymphgefäßen, den sogenannten Lymphstämmen eigene Muskulatur, mit denen die Lymphe auf ihrer Strecke durch den Rumpf hin zu den Venenwinkeln transportiert werden kann.

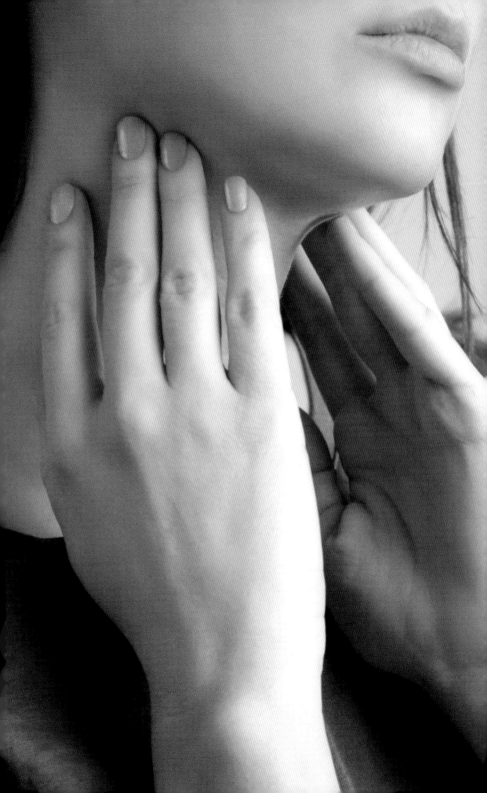

WENN DIE LYMPHE PROBLEME MACHT

Trotz ihrer so bedeutenden Funktion der Entgiftung, des Transports, der Immunabwehr, ist uns das Lymphsystem viel weniger bekannt als unser Blutkreislaufsystem. Kein Wunder, denn, auch wenn wir kerngesund sind, bekommen wir viel von unserem Blutkreislauf mit – etwa weil wir die oberflächlichen Adern oft gut sehen können, weil wir an verschiedenen Aorten unseren Puls testen können, nicht zuletzt, weil wir erröten, wenn wir verlegen sind ...

Leitsymptom: Schwellung

Unser Lymphsystem jedoch wird uns immer erst dann bewusst, wenn bereits ein Problem besteht. Sichtbar sind Lymphprobleme zuvorderst an den Schwellungen, fachsprachlich Ödemen, die sie verursachen.

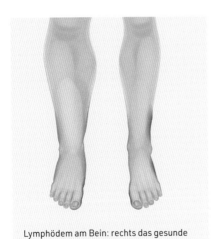

Lymphödem am Bein: rechts das gesunde Bein, links das durch die gestaute Lymphe geschwollene Bein, die Schwellung zieht sich bis in die Füße und Zehen.

Ursache ist, dass der Weg eng oder gar versperrt ist in der Richtung, in die die Lymphe strömen soll. Dabei stellen verstopfte, weil entzündete, oder auch vernarbte Lymphgänge durch die Entfernung von Lymphknoten die häufigsten Behinderungen für einen Weiterfluss dar.

Ganz unterschiedliche Ursachen können zu einer Überlastung des Lymphsystems und Lymphödemen führen:

▸ eine Entzündung und dadurch verursachte Schwellung, wodurch die Lymphe nicht ab- bzw. weiterfließen kann,

▸ entfernte Lymphknoten (zumeist infolge einer Krebsbehandlung), wodurch der Abfluss behindert ist,

▸ Lymphstauung nach Operationen bzw. Bestrahlungen, durch die Lymphgefäße und -knoten geschädigt wurden,

▸ Übergewicht, bei dem das Gewebsfett auf die Lymphgefäße drückt und die Lymphe staut,

▸ eine angeborene Störung des Lymphsystems, oder eine Kombination aus den vorgenannten Problemen.

▸ Mögliche weitere Ursache: eine Fettspeicherstörung, die zum sogenannten Lipödem führt, auf das in diesem Buch aber nicht tiefer eingegangen wird, weil es dabei in jedem Fall einer komplexen medizinisch begleiteten Therapie bedarf.

Die weiteren Ausführungen in diesem Buch beziehen sich, so nicht anders erwähnt, auf die – die ärztliche und physiotherapeutische Therapie ergänzende – eigene Behandlung von Lymphödemen.

Ein Lymphödem braucht Behandlung!

Die häufigsten Orte für ein Lymphödem sind die Extremitäten, also Arme und Beine. Seltener ist der Hals, das Gesicht oder der Rumpf betroffen. Charakteristisch für ein Lymphödem ist außerdem, dass es in den meisten Fällen einseitig auftritt.

Die Schwellung geht über den Arm bzw. das Bein bis hinein in die Finger bzw. Zehen. Auf Druck bildet sich eine Delle, die sich langsam wieder zurückbildet. Die Haut ist an den besonders stark geschwollenen Stellen prall und gespannt.

Ein Lymphödem muss in jedem Fall möglichst früh therapiert werden, es bildet sich nicht spontan zurück. Wird es nicht behandelt, kommt es auf Dauer in den angeschwollenen Bereichen unweigerlich zu einer Vermehrung von Bindegewebe, schließlich zur Verhärtung. Diese Bindegewebsverhärtung schränkt langfristig die Beweglichkeit ein.

Darüber hinaus ist die Abwehr gegen Krankheitserreger im Bereich eines Ödems geschwächt, die Gefahr von Entzündungen der dauergespannten Haut steigt.

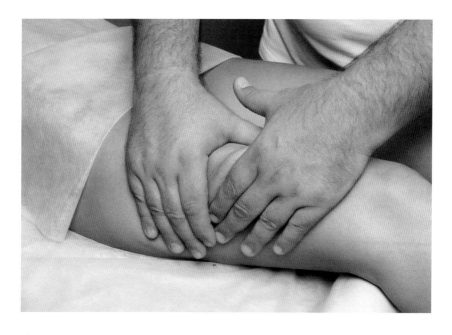

Lymphödem-Therapie

Die Aktivierung des Lymphflusses durch Massagegriffe, sei es durch den Spezialisten, sei es unterstützend in Eigeninitiative, stellt immer nur einen Teil der Lymphtherapie dar. Denn wenn der eigene Körper die Lymphflüssigkeit in gewissen Körperregionen nicht mehr abtransportieren kann, braucht es ein ganzes Orchester an Maßnahmen von fachlicher Seite:

▸ die manuelle Lymphdrainage (durch den Therapeuten)

▸ eine Kompressionsbandagierung (durch Fachpersonal)

▸ Kompressionsstrümpfe (Verordnung, Anleitung zum Gebrauch)

▸ Rehasport in Kompression, ggf. Krankengymnastik (Verordnung)

Diese sollten ergänzt werden durch vielfältige eigene Maßnahmen. Dazu gehören:

▸ unterstützende manuelle Lymphdrainage und andere passende Massagen (begleitend zur therapeutischen Behandlung sowie nachsorgend und auch vorbeugend)

▸ eigene körperliche Aktivität

▸ Atem- und Entspannungsübungen

▸ eine gesunde Ernährung

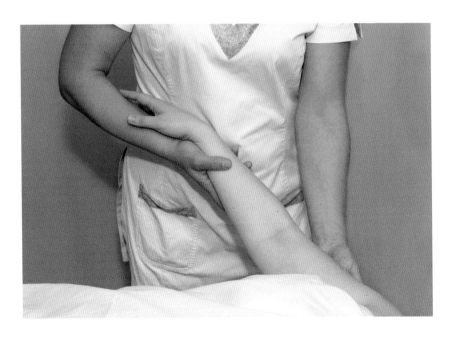

In diesen Fällen sollten Sie sich auf gar keinen Fall selbst behandeln:

▸ bei Infekten, die mit Fieber einhergehen

▸ bei akuten Entzündungen der Venen oder des Lymphsystems

▸ bei Erysipel, Ekzemen oder Pilzbefall der Haut

▸ bei akuten Thrombosen

▸ bei schweren Herzerkrankungen (schwere Herzinsuffizienz)

▸ bei Asthma bronchiale

▸ bei degenerativen Nierenerkrankungen (z. B. diabetischer Nephropathie, Nephrosklerose)

▸ bei einem Lungenemphysem (Lungenaufblähung mit Atemnot)

▸ bei starkem Bluthochdruck

All das muss von einem Arzt bzw. der Therapeutin vor der Eigenbehandlung abgeklärt werden, in einigen Fällen werden die Fachleute eventuell empfehlen, nur bestimmte, betroffene Körperteile/Körperregionen bei der Behandlung auszulassen.

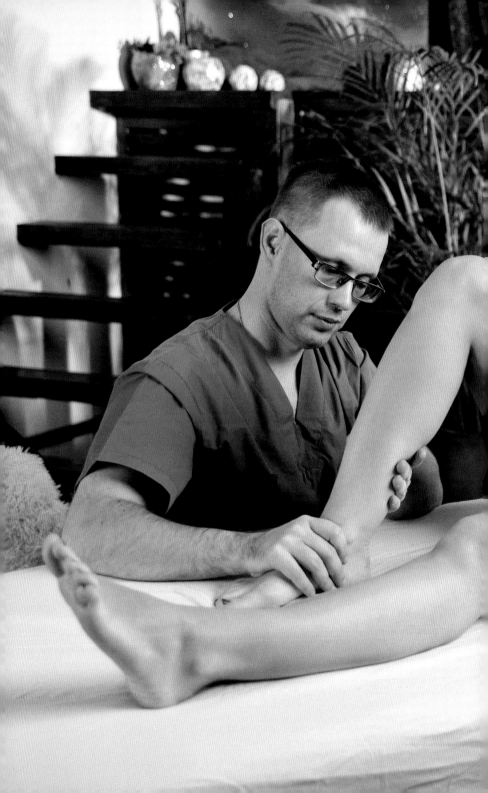

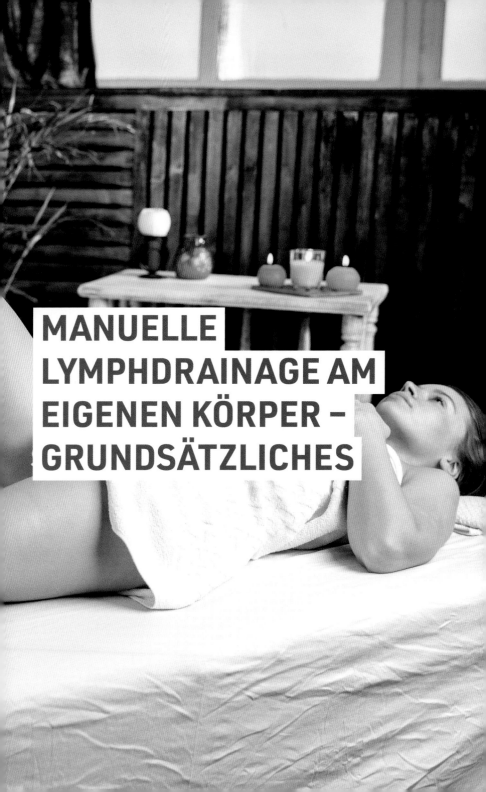

MANUELLE LYMPHDRAINAGE AM EIGENEN KÖRPER – GRUNDSÄTZLICHES

Die von Hand ausgeführte Lymphdrainage hat vielfältige positive Wirkungen: Sie bringt die Lymphe zum Fließen, sorgt damit für den Weitertransport der darin befindlichen Abfallstoffe und sichert eine gute Entgiftung unseres Körpers. Mit der Lymphe werden außerdem Immunstoffe weitertransportiert, die dann dem Blutkreislauf zugeführt werden können und eine gute Krankheitsabwehr sicherstellen.

Regelmäßige manuelle Lymphdrainage bewahrt vor Schädigungen des Gewebes (wie Verhärtung von Bindegewebe, Hautschäden, Entzündungen), trägt damit dazu bei, unsere Beweglichkeit zu erhalten und ein gesundes Leben führen zu können.

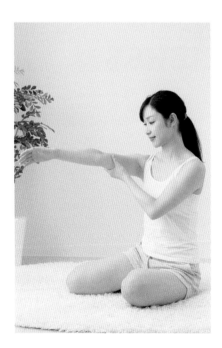

Wo kann man sich selbst behandeln?

▸ an Armen und Händen

▸ an Beinen und Füßen

vorbereitend am Rumpf:

▸ obere Brust, Hals, Achseln

▸ Bauch/Leisten

Planen Sie für Ihre eigene Behandlung inklusive Aufwärmen (dazu weiter unten mehr) etwa 30 Minuten ein und gönnen Sie sich im Anschluss unbedingt eine Ruhezeit von etwa 15 Minuten.

Die Abfolge der Lymphbehandlung

Abgeleitet von der Anatomie des Lymphsystems ergibt sich die Reihenfolge einer Behandlung, die den Lymphfluss anregt.

Wir erinnern uns: Beginn des Lymphsystems ist quasi überall im Körper im Zwischenzellbereich mit Lymphkapillaren. Daran schließen sich Sammelgefäße an, die – grob gesagt – von den Extremitäten Richtung Rumpf laufen.

Im Rumpf vereinigen sich diese zu den großen sogenannten Lymphstämmen, die die Lymphe bis zum Ende zur Übergabestelle an den Blutkreislauf hinter den Schlüsselbeinen führen.

Wir arbeiten uns bei der Lymphdrainage genau in die entgegengesetzte Richtung vor, gehen also von der Mündung zur Quelle und machen Schritt für Schritt den Weg für die Lymphe frei. Zuerst die großen Gefäße, dann die mittelgroßen, schließlich massieren wir die Regionen der kleinen und kleinsten Lymphgefäße.

Das bedeutet konkret: Wir beginnen unsere Eigenbehandlung in den Schlüsselbeingruben am Hals, arbeiten dann am Rumpf (Brust/Bauch/Achseln/Leisten), schließlich an Oberarmen und Oberschenkeln und zuletzt an Unterarmen, Händen sowie Unterschenkeln und Füßen.

Neben der Behandlung von Lymphödemen kann die selbst durchgeführte Lymphdrainage, also die Anregung des Lymphflusses, auch hilfreich sein bei

▸ Cellulite – Vorstadium eines Lymphödems

▸ grundsätzlicher Infektanfälligkeit

▸ chronischen Infekten, z. B. Nasennebenhöhlenentzündung

▸ Menstruationsbeschwerden

▸ chronischen Kopfschmerzen

▸ chronischer Müdigkeit

▸ Gelenkschmerzen

▸ Stimmungsschwankungen

▸ Verdauungsbeschwerden

▸ Hautproblemen

▸ sowie zur Unterstützung der Ausleitung von Gift- und Abbaustoffen, z. B. beim Fasten

Wichtig ist in jedem Fall, dass Sie sich vorher in medizinische/therapeutische Behandlung begeben, um gegebenenfalls eine kombinierte Therapie abzustimmen, die die Eigenbehandlung einschließt.

Grundsätzliche Griffe

Scheuen Sie sich nicht die Griffe zunächst ein wenig einzuüben: Führen Sie die Griffe also z. B. vor einem Spiegel aus. Oder arbeiten Sie auf Ihrem Oberschenkel, da sehen Sie direkt, was Ihre Hände und Finger machen, und wie die Haut darunter bewegt werden sollte.

Basisgriff: Der stehende Kreis

Fingerspitzen, Finger oder die ganze Handfläche (je nach Größe der zu behandelnden Fläche) liegt auf der Haut auf. Je nach Körperteil, das bearbeitet wird, arbeiten Sie mit einer Hand oder auch mit beiden.

Der Kreis wird so groß, wie die Haut sich verschieben lässt. Denn die behandelnden Finger/die behandelnde Hand gleitet NICHT über die Haut – daher der Name »stehender« Kreis. Die Hand verschiebt lediglich die Haut. Es wird kreisförmig gearbeitet, in Richtung des Lymphflusses mit ansteigendem Druck auf dem Halbkreis der dann folgt mit abnehmendem Druck. Mindestens 5 Wiederholungen.

▸ eignet sich besonders gut für Zonen mit Lymphknoten (Hals, Brust-Achselbereich, Leistenbereich, Bauch)

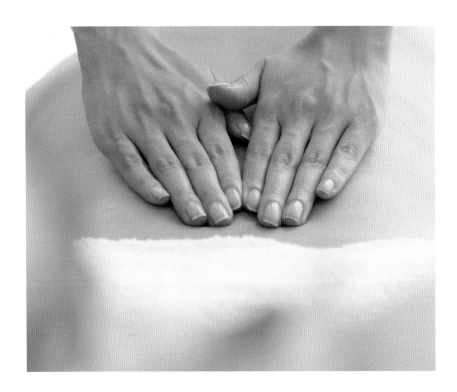

Der Schöpfgriff

Die Hand ist bei flacher Handfläche locker zum »V« geöffnet: Daumen leicht abgespreizt, die übrigen Finger liegen aneinander. Die Bewegung geht wie immer in Richtung Rumpf, dorthin zeigen auch die Fingerspitzen. Führen Sie, unter Druck mit der gesamten Hand, eine schöpfende Bewegung aus, nach vorwärts die Haut schiebend, während die Finger seitlich einen Kreis beschreiben. Am besten liegt die ganze Hand auf der Haut. Mehrere Wiederholungen, dabei immer ein Stück weiter Richtung Körperzentrum ansetzen. Bei der Ausführung des Griffs nicht auf der Haut rutschen.

▸ eignet sich bei der Selbstdrainage für die Arme und die Beine

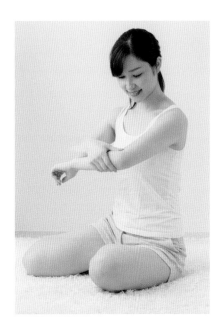

Fasziengriffe

Faszien sind die Gesamtheit des Bindegewebes im Körper. In Gänze sind die Faszien als ein einziges großes Netzwerk von mehr oder weniger festen Fasern zu verstehen. Jeder Muskel, jedes Gelenk, jedes Gefäß und auch die Organe sind mit Faszien überzogen, damit befestigt und darin gebettet. Das Lymphsystem ist ebenfalls in Faszien eingelagert, läuft teils auch durch sie hindurch und wird daher durch sie beeinflusst.

Sind Faszien angespannt, verklebt oder durch Narbengewebe in ihrer Funktion gestört, verlieren sie ihre Elastizität. Das wiederum beeinflusst nicht nur die Muskel- und Gelenkmobilität, sondern auch Stoffwechselbahnen wie eben das Lymphsystem. Deswegen sind Massage, Beweglichmachen und Dehnung der Bindegewebsfasern eine wichtige Behandlung, um vor allem dem filigranen Lymphsystem an seinen kapillaren Anfängen und auf den nachgelagerten Strecken im Gewebe den Weg frei zu machen.

Bei der Faszienmassage wird tiefer als bei der Lymphdrainage ins Gewebe hineingearbeitet, und mit mehr Druck. Der Grund ist, dass Verspannungen, Verhärtungen, Verklebungen im Bindegewebe auch ein Stück weit unter den Hautschichten erreicht und gelöst werden sollen. Dies kann leicht schmerzhaft sein mit Betonung auf leicht. Zu viel Druck ist schädlich, denn dann kommt es zu Verspannungen.

Beispiele für Faszienarbeit mit den Händen und Fingern am Arm und Unterschenkel finden Sie weiter unten bei der individuellen Lymphdrainage (ab S. 36).

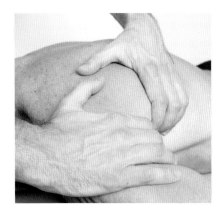

kann, können sie bei der Lymphdrainage vor allem dort helfen, wo man nicht direkt mit den Händen hingelangt bzw. keine lymphentstauenden Griffe an sich selbst anwenden kann. Für Lymphpatienten, die nur noch eingeschränkt beweglich sind, eignet sich statt einer klassischen Faszienrolle eine etwas dünnere Rolle mit Griffen. Sie funktioniert nach dem Prinzip eines Nudelholzes.

Für die Lymphdrainage wichtige Zonen sind z. B.

▸ äußere und innere Oberschenkel bis hin zum Gesäß

▸ die Waden

▸ die Fußsohlen

Weitere Möglichkeiten der Faszienarbeit: Faszienrolle, Faszienball

Auch wenn man grundsätzlich fast alle Bereiche des Körpers mit der Faszienrolle und dem Faszienball bearbeiten

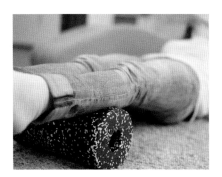

Idealerweise klären Sie die Anwendung mit Ihrem behandelnden Therapeuten ab, um mögliche Einschränkungen berücksichtigen zu können.

Lymphatische Lockerungsgriffe bei Bindegewebsverhärtungen

Gut zu kombinieren mit den klassischen Lymphdrainagegriffen und der Faszienbehandlung sind außerdem weitere Griffe, die Verhärtungen lockern können:

▸ zum einen ein **Verschiebegriff**, bei dem beide Hände flach nebeneinander gelegt und dann gegeneinander verschoben werden (nicht über die Haut rutschen, sondern die Haut mit verziehen),

▸ zum anderen ein **Schüttelgriff**, bei dem Sie mit der Fläche einer Hand bei leicht gespreizten Fingern unter leichtem Druck Rüttelbewegungen mit der Haut ausführen.

Zart oder fester?

Mit wie viel Druck Sie massieren, hängt zum einen von der Art des Griffs ab (Drainagegriff, Fasziengriff) sowie stark von der Beschaffenheit des Gewebes, das Sie behandeln. Ist es weich und geschmeidig, sind die Drainagebewegungen nur sanft drückend und erzielen damit dennoch gute Wirkung. Gewebe dagegen, die sich hart und prall anfühlen und/oder verhärtete Stellen unter der Haut aufweisen, können durchaus druckvoller behandelt werden.

Grundsätzlich kann man sagen, dass die klassische Lymphdrainage eher mit sanftem Druck ausgeführt wird. Die heutzutage häufig miteingesetzten Griffe aus der Faszienbehandlung dagegen wirken erst durch einen vergleichsweise kräftigen Druck.

Wichtig ist in jedem Fall, dass Sie sich selbst mit der Stärke oder Zartheit des Drucks bei der Behandlung wohlfühlen.

Mit oder ohne Massageöl?

Bei den klassischen Fasziengriffen, auch beim Verschiebegriff und dem Schüttelgriff, arbeiten Sie ohne Öl, denn Sie möchten ja nicht über die Haut gleiten, sondern mit den Händen, den Fingern, die Haut verschieben.

Dagegen benötigen Sie unbedingt Öl, wenn Sie die Faszien von Hand bearbeiten. Denn in diesem Fall gleiten Sie mit den Fingern, ggf. dem Handballen über die Haut und möchten mit dem Druck die darunter liegenden Strukturen erreichen.

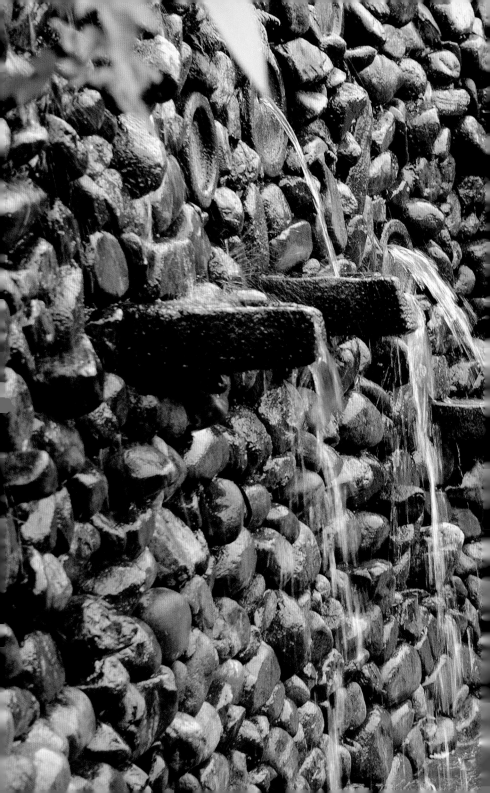

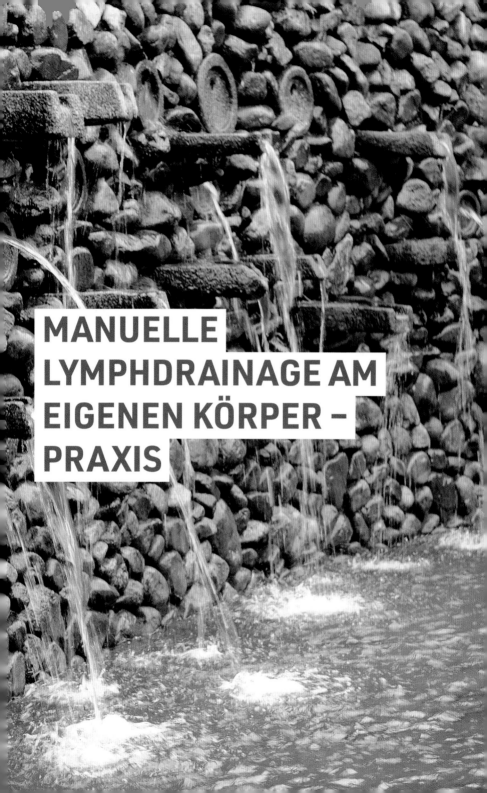

MANUELLE LYMPHDRAINAGE AM EIGENEN KÖRPER – PRAXIS

Nehmen Sie sich Zeit für Ihre Behandlung – am besten etwa 45 Minuten. Denn nach der eigentlichen Behandlung sollten Sie unbedingt noch etwas ruhen. Sie brauchen einen ruhigen Ort, an dem Sie diese Zeit ungestört verbringen können. Der Raum sollte zugfrei sein und angenehm temperiert. Tragen Sie lockere, bequeme Kleidung (inkl. nur locker anliegende Unterwäsche).

Bereiten Sie dann Ihren Körper auf die Behandlung vor. Die folgenden Übungen dienen dazu, den Kreislauf anzuregen und das Lymphsystem durch Muskelarbeit und vertiefte Atmung zu stimulieren. So kann die Lymphe später besser und schneller transportiert werden. Praktisch geschieht das mit großen, kontrollierten Bewegungen zur Mobilisation und leichten Dehnübungen, ca. 7 Minuten. Die Übungen werden im Stehen durchgeführt.

Arbeiten Sie bei jeder Übung im Rahmen Ihrer persönlichen Beweglichkeit, wenn es irgendwo schmerzt, führen Sie die entsprechende Bewegung gar nicht oder kleiner aus. Es kann gut sein, dass Sie auf einer Seite Ihres Körpers viel mehr und besser arbeiten können, als auf der anderen. Das ist kein Problem, führen Sie die Übungen nach Ihrem Können und Vermögen aus. Sie dürfen (und sollen) außer Atem geraten und Ihre Muskeln spüren, aber es darf nicht schmerzen.

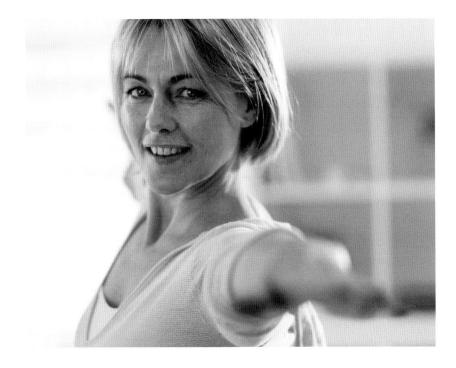

Die Aufwärmübungen

Übung 1

Bewusste, aber unverkrampfte tiefe Atmung einige Atemzüge lang (Hände auf dem Bauch zur Kontrolle)

Übung 2

Gemächliches, aber ausholendes Schulterkreisen nach hinten abwechselnd rechts und links, langsam die Bewegung vergrößern, d. h. die Ellbogen in die Bewegung mitnehmen, schließlich den ganzen Arm mitnehmen (schmerzfrei arbeiten!); die Bewegung langsam wieder verkleinern bis in die Ausgangsübung – 1 bis 2 Minuten.

Übung 3

Pflückende Bewegungen nach oben, bis in die Armstreckung, rechts und links im Wechsel, dann nach vorne, dann nach unten – 1 Minute.

Übung 4

Rumpfseiten dehnen: In der leichten Grätsche die Arme abwechselnd überkopf nach rechts bzw. links ziehen. Der andere Arm hängt locker nach unten. Dabei die Hüfte nicht verdrehen, auch der Brustkorb bleibt nach vorne gerichtet. Langsam arbeiten, immer kurz in der größten Dehnung verharren, ein-, zweimal durchatmen, dann zurück und die andere Seite. Jede Seite 2 Mal.

Übung 5

Hüfte lockern und öffnen: Ein Bein etwas seitlich stellen, auf die Zehenspitze, mit dem (zugehörigen) Knie weite

Kreise beschreiben, Kreisrichtung nach einigen Malen gerne wechseln; danach auf der anderen Seite genauso verfahren. Beine wieder hüftbreit stellen und abwechselnd, langsam und kontrolliert, die Knie in Hüfthöhe ziehen, der Unterschenkel hängt senkrecht, jede Seite 3 bis 4 Mal. Wer möchte sucht mit der Hand Halt an einer Wand.

Übung 6

Beinrückseite dehnen (ebenfalls nach Bedarf an einer Wand abgestützt mit der Hand): Ein Bein gestreckt nach vorne abheben, die Zehenspitzen weitestmöglich anziehen. Auf jeder Seite 5 Wiederholungen.

Bei Dehnungsübungen immer so weit arbeiten, dass Sie Spannung fühlen, aber niemals Schmerz. Führen Sie die Dehnbewegungen langsam und behutsam aus, niemals ruckartig. Gehen Sie niemals ruckartig aus einer Dehnstellung heraus, sondern kontrolliert und sanft.

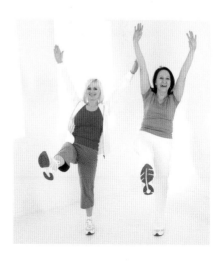

Die Vorbehandlung der Schlüsselbeingegend und des Halses

Im nächsten Schritt machen wir den Ort des Lymphabflusses in die Blutbahn am Venenwinkel durchgängig.

Es werden stehende Kreise auf/hinter/über dem Schlüsselbein ausgeführt: Behandeln Sie die linke Halsseite mit der rechten Hand, die rechte Halsseite mit der linken Hand. Arbeiten Sie direkt auf der Haut.

Grundhaltung: auf einem Stuhl sitzend, aufrecht, aber entspannt, ruhige Atmung mit Bauchanteil.

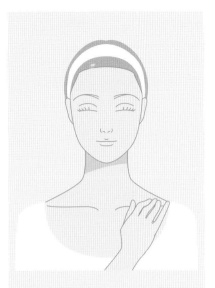

Hier ist das Tasten der Finger am Schlüsselbein gezeigt, bevor die Finger sich noch ein Stück hinter das Schlüsselbein eindrücken.

Mit den Fingern das Schlüsselbein tasten und oberhalb leicht in die Grube drücken, ohne dass es schmerzhaft wird. Nun kreisend arbeiten, dabei nur die Haut verschieben, nicht mit der Hand rutschen: zunächst zum Hals hin Richtung Nacken mit ansteigendem Druck, dann, ohne Druck, vom Nacken über außen (Schulterseite) wieder zurück. 5 Mal links, daraufhin dasselbe gegengleich auf der rechten Seite. Nochmals beide Seiten wiederholen.

Arbeiten Sie langsam, die Kreisbewegung selbst sollte 1 bis 2 Sekunden dauern, jedem Kreis folgt eine ebenso lange Bewegungspause.

Wer das Gefühl hat, mit einer Hand nicht ausreichend druckpräzise arbeiten zu

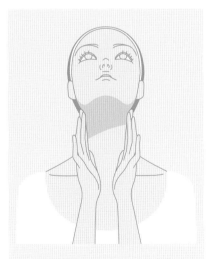

Wichtig für die Halsbehandlung: Bei Erkrankungen der Schilddrüse müssen Sie vor einer Eigenbehandlung in der Halsregion unbedingt vorher Rücksprache mit Ihrem Arzt halten.

können, hilft mit der zweiten Hand, über der ersten aufgelegt, mit. Dennoch unbedingt sanft arbeiten. Denken Sie immer daran: Lymphgefäße werden bereits durch zarte Stimulation aktiviert.

Für die Vorbereitung der Lymphbahnen an Hals und Kopf bleiben Sie in der gleichen Grundhaltung wie vorher.

Jetzt arbeiten Sie mit beiden Händen symmetrisch. Auflegen der flach aneinanderliegenden Finger unterhalb des Ohrläppchens, rechte Hand, rechte Halsseite, linke Hand, linke Halsseite (siehe Abb.). Gleichzeitige parallele kreisende Bewegungen, nach unten mit ansteigendem Druck, nach oben drucklos. Wiederum gilt: Nicht auf der Haut rutschen, sondern sie lediglich verschieben, mit Druck, aber sanft arbeiten, in jedem Fall schmerzlos – und langsam, mit Pausen dazwischen (siehe Schlüsselbein).

Wichtig für die Halsbehandlung: Bei Erkrankungen der Schilddrüse müssen Sie vor einer Eigenbehandlung in der Halsregion unbedingt vorher Rücksprache mit Ihrem Arzt halten.

Die Vorbehandlung des Bauches

Diese Massage regt den Lymphfluss im Bauch an und macht die Lymphwege aus den Beinen frei.

Hier arbeiten Sie in der Rückenlage, etwa auf einer Yogamatte oder auf einem weichen Teppich (das Bett oder die Couch sind zu weich). Unter die Kniekehlen eine zusammengerollte Decke schieben, damit die Beine entspannt ausgestreckt liegen können. Den Kopf ggf. mit einem dünnen(!) Kissen unterpolstern, falls der Hals/ Nacken sich ohne Unterlage unangenehm überstreckt anfühlt.

Führen Sie mit der Hand (ganze Hand) stehende Kreise aus. Im bzw. vor dem offenen »V« zwischen Daumen und übrigen Fingern befindet sich der Bauchnabel. 5 Kreise ausführen, druckvoll Richtung oben, ohne Druck im abfallenden Halbkreis. Dann das Gleiche auf der anderen Seite ausführen.

Auf dieselbe Weise machen Sie nun noch die Lymphwege in den Leisten durchgängig, nur dass Sie diesmal mit beiden Händen gleichzeitig arbeiten: rechte Hand rechts aufgelegt, linke Hand links. Führen Sie auch diese Bewegungen unbedingt, ohne dass es irgendwo schmerzt, aus. Arbeiten Sie im aufsteigenden Halbkreis mit Druck, absteigend ohne Druck.

Erst jetzt folgt die Lymphdrainage am betroffenen Teil des Lymphsystems (Beine, Arme).

Ihre individuelle Lymphdrainage

Es ist völlig ausreichend, wenn Sie sich jetzt nur dem gestauten Körperteil/den gestauten Körperteilen widmen. Auch hier gilt weiterhin: Arbeiten Sie sich vom Ende der Lymphbahnen vor bis zu deren Beginn in den unteren Extremitäten.

Der Arm ist betroffen

Die Reihenfolge des Entstauens ist: Achsel und Ellbeuge mit stehenden Kreisen entstauen, am Oberarm z. B. mit Schöpfgriff und Schüttelgriff (S. 27 und 29) arbeiten. Ober- und Unterarm gerne auch mit Fasziengriffen behandeln wie im Folgenden beschrieben:

▶ Faszienmassage am Arm

Sie arbeiten mit der Hand, vor allem dem Daumen, am gegenüberliegenden Arm. In diesem Fall benötigen Sie auch etwas Massageöl, damit Hand und Finger gut über die Haut gleiten können und Druck bis in die Tiefe des Gewebes ausgeübt werden kann.

Beginnen Sie mit dem Oberarm. Ellbogennah die Hand auflegen, der Daumen zeigt Richtung Schulter. Unter guter Druckausübung mit dem Daumen einen Streifen auf der Haut aufwärts »fahren«, die Hand dabei aufgelegt lassen. Einige Zentimeter daneben den zweiten Streifen drückend aufwärts fahren. Und so weiter, bis der gesamte Oberarm in den Regionen, die Sie erreichen, behandelt ist.

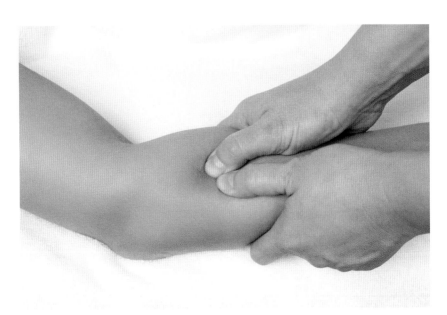

So sieht die Faszienmassage am Unterarm aus, wenn Sie der Therapeut durchführt. Der einhändige Griff bei der Selbstmassage ist derselbe.

Massieren Sie auf dieselbe Weise die Faszien des Unterarms; beginnen Sie jetzt handgelenksnah und enden Sie kurz vor dem Ellbogen.

Arbeiten Sie niemals auf Knochen und Gelenken, sondern immer nur im Gewebe, auf und zwischen Muskeln und Muskelfasern.

Das Bein ist betroffen

Die Reihenfolge des Entstauens ist: Die Kniekehle mit stehenden Kreisen beidhändig bearbeiten (Beschreibung unten), den Oberschenkel mit stehenden Kreisen, Schöpfgriff, Verschiebegriff drainieren, die Unterseiten mit der Faszienrolle massieren – Anleitung für die Lymphdrainage-Griffe finden Sie auf S. 26 ff. Zum fachgerechten Umgang mit der Faszienrolle sollten Sie sich von Ihrem Physiotherapeuten beraten lassen.

Die Unterschenkel, im eigentlichen Sinne die Waden, bearbeiten Sie mit dem Schöpfgriff (S. 27), mit Fasziengriffen (S. 38) und auch gerne – nach fachlicher Beratung – mit der Faszienrolle.

Zuletzt massieren Sie den Fuß (besser: die Fußsohle) mit dem Faszienball (S. 39).

▶ Beschreibung der Kniebeugen-Massage

Die Massage der Lymphknoten in den Kniekehlen geschieht beidhändig. Set-

zen Sie sich auf dem Boden angelehnt aufrecht, ein Bein ausgestreckt, nach Belieben in der Kniekehle unterpolstert. Das andere Bein ist aufgestellt. Fassen Sie mit beiden Händen unter die Kniekehle des aufgestellten Beins, Daumen obenauf, restliche Finger in der Kniekehle.

Aktivieren Sie mit stehenden Kreisen den Lymphfluss in den Lymphknoten der Kniekehlen: Die (flachen) Finger in der Kniekehle kreisen mit ansteigendem Druck innen in der Beuge aufwärts, nach außen ohne Druck abwärts. Nicht über die Haut gleiten, sondern die Haut verschieben. Etwa 8 Wiederholungen.

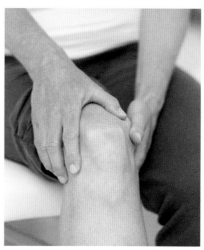

Das Foto zeigt den Weg der Hände zum Griff für die Kniekehlen-Massage. Endposition: Finger rechts und links in der Kniekehle, Daumen bleiben oben. Stehende Kreise in der Kniekehle ausführen, dabei die Finger gestreckt lassen und die Haut mitnehmen. Die Übung kann wie hier gezeigt im Sitzen ausgeführt werden oder auch wie im Text beschrieben liegend.

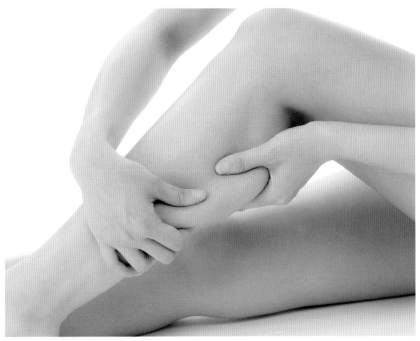

Eine Möglichkeit der Faszienmassage an der Wade. Hier arbeiten Daumen und die übrigen Finger der rechten Hand drückend und über die Haut nach oben gleitend zusammen. Die rechte Hand gibt Halt und Führung.

▶ **Faszienmassage von Hand an der Wade**

Sie arbeiten weiter auf dem Boden sitzend, ein Bein aufgestellt. Mit kleinen kreisenden Bewegungen vom Fußgelenk Richtung Knie massierend, etwas Öl auf die Haut bringen, mit streichenden Bewegungen von unten nach oben enden. Nun die Faszien an den Wadenmuskeln mit den Fingerbeeren (Endglieder der Finger) tief drückend und dabei nach oben streichend bearbeiten. An den Seiten geht das gut mit dem Daumen, ggf. auch indem Sie beide Daumen übereinanderlegen, um mehr Druck ausüben zu können. An den Hinterseiten der Unterschenkel führen Sie die Faszienmassage besser mit den übrigen Fingern aus, das ist von der Bewegung her einfacher: Die Hände unter dem Unterschenkel eindrehen, sodass die Handfläche nach oben zeigt, Finger anlegen, ggf. die Finger der anderen Hand darüberlegen für mehr Druck. Wahrscheinlich werden Sie vor allem mit dem Mittelfinger arbeiten. Massieren Sie von unten nach oben und bearbeiten Sie den Muskel in Streifen vorgehend in seiner gesamten Breite. Versuchen Sie mit den Fingern die Wege der Faszien zu erspüren, dafür müssen Sie ziemlich tief drücken.

Doch auch an den Beinen gilt: Üben Sie niemals Druck auf knochige Strukturen und auf Knorpel aus, sondern nur auf Bindegewebsstrukturen, die sich auf und zwischen Muskeln und Muskelfasern befinden sowie auf die Sehnen an den Muskelenden.

► Lymphableitende Fußmassage mit dem Faszienball

Führen Sie die Massage am besten aufrecht stehend durch, eine Hand an der Wand, für einen sicheren Stand. Nehmen Sie einen Faszienball und rollen Sie ihn mit den Fußsohlen hin und her. Erst einige Male ohne bestimmte Richtung, damit Sie sich einüben. Anschließend arbeiten Sie längs, also von den Zehenspitzen bis zur Ferse und zurück. Versuchen Sie, auf dem Weg Richtung Ferse möglichst viel Druck auszuüben und auf dem Weg zurück nach vorne ganz ohne Druck zu rollen. Etwa 8 Wiederholungen.

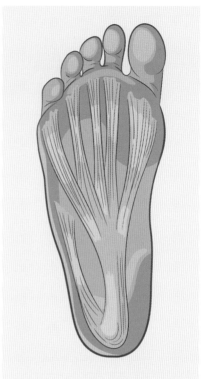

Hier sehen Sie die Faszien auf der Sohlenseite des Fußes, was die lineare Arbeit mit dem Faszienball erklärt: von vorne nach hinten mit Druck, zurück Richtung Zehen ohne Kraft.

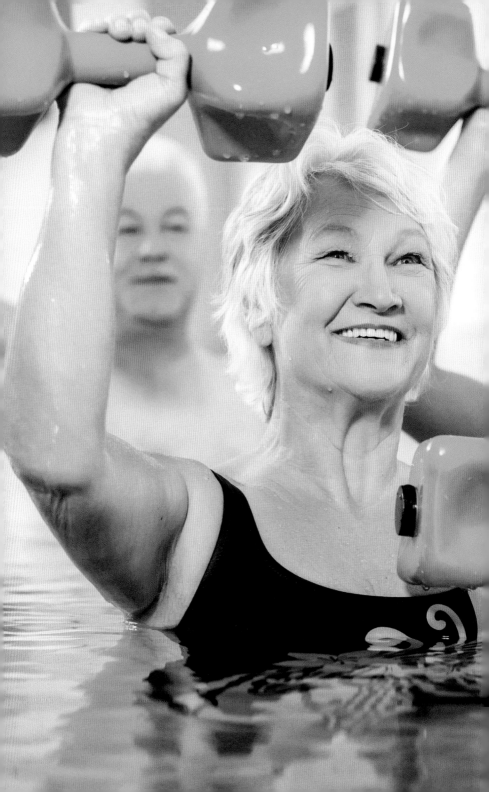

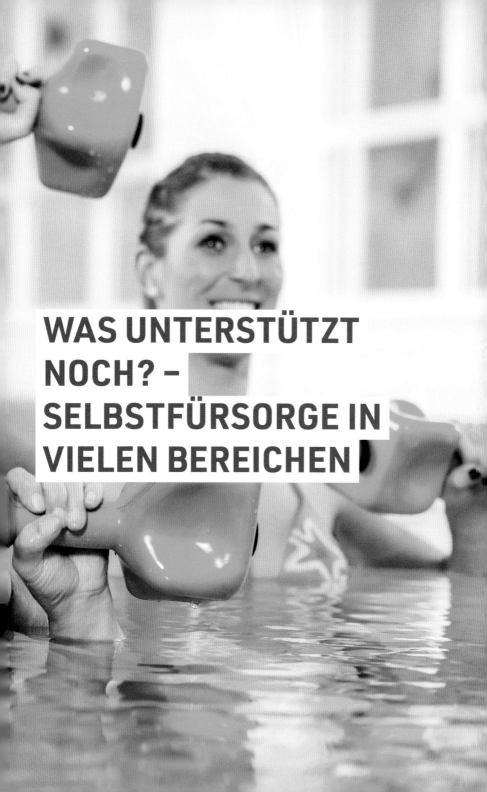

WAS UNTERSTÜTZT NOCH? – SELBSTFÜRSORGE IN VIELEN BEREICHEN

Spezielle lymphentstau- ende Übungen

▸ **Bei Wasser in den Beinen**

Rückenlage, Unterschenkel im knapp 90°-Winkel hochlagern (z. B. auf Iso- matte legen, Unterschenkel auf die Couch legen). Dann zunächst 3 bis 5 Minuten lang tief in den Bauch atmen. Hände auf den Bauch legen zur Kont- rolle. Sobald das mit der Bauchatmung gut funktioniert, in folgendem Rhyth- mus atmen: 5 Sekunden ein, Pause, 7 Sekunden aus. Etwa 10 Mal.

Nun die Beine etwas niedriger legen (dazu z. B. ein dickes Sofakissen unter Knie und Unterschenkel legen). Jetzt abwechselnd die Zehen anziehen und wieder strecken; etwa 3 Minuten. Beine wieder höher legen (Couch) und 12 Mal hintereinander das eine Knie zur Brust zeihen, dabei mit den Händen den Un- terschenkel umfassen (oder mit den Händen in die Kniekehle fassen) und leicht mitziehen. Dann 12 Mal das an-

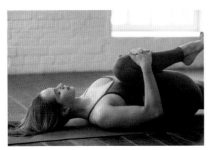

Hier sehen Sie die Faszien auf der Sohlenseite des Fußes, was die lineare Arbeit mit dem Fas- zienball erklärt: von vorne nach hinten mit Druck, zurück Richtung Zehen ohne Kraft.

dere Knie auf dieselbe Weise zur Brust ziehen. Insgesamt jedes Knie 3 Durch- gänge.

▸ **Bei Wassereinlagerung in Armen, oberer Brustbereich**

Pflückende Bewegungen, wie sie in den Aufwärmübungen beschrieben werden (s. S. 33). Ca. 1 Minute.

Hände zur Faust ballen und wieder öff- nen, dabei die Arme langsam in Krei- sen bewegen, auf und nieder vor dem Körper, wie Flügel neben dem Körper. Ca. 1 Minute.

Arme seitlich waagerecht ausbreiten, Handflächen nach oben, abwechselnd den rechten und den linken Unterarm zur Schulter führen, dabei die Hand zur Faust ballen, wieder zurück in die waagerechte Ausgangsposition. Ca. 1 Minute.

Stehen Sie in schulterbreit, aufrecht, aber nicht verkrampft. Die Arme seit- lich im 90°-Winkel anheben. Sieht dann aus wie ein »U«: Oberarme wei- sen seitlich waagerecht vom Körper weg, die Unterarme senkrecht nach oben. Ellbogen vorne zusammen- bringen und nach hinten ziehen, dabei verändern die Oberarme ihren Win- kel nicht, bleiben immer waagerecht. 12 bis 16 Mal, die Bewegung langsam und präzise ausführen, am besten vor dem Spiegel!

Bei einem Ödem im Arm schütteln Sie Ihre Arme zur Lockerung nach der Anspannung nicht nach unten aus. Nehmen Sie die Haltung der Arme in der U-Form ein (siehe links), nehmen Sie die Ellbogen dabei gerne auch nach vorne, dabei aber nicht die Oberarme senken. Jetzt schütteln Sie locker drehend, aber mit hoher Frequenz die Hände, das lockert gleichzeitig Unter- und Oberarme sowie die Schultern.

Bewegung und sportliche Betätigung allgemein

Für Patienten mit Lymphödem eignen sich folgende Sportarten und Trainingsarten besonders gut:

- Wassergymnastik und Schwimmen – hier hilft der Druck des Wassers von außen zusätzlich zur Bewegung, den Lymphfluss anzuregen.

- Nordic Walking

- Crosstrainer (letztgenannter ist besonders bei Übergewichtigen empfehlenswert, weil er noch gelenkschonender ist als Nordic Walking)

- Minitramptraining: Hier geht es nicht um Hochsprünge oder akrobatisches Trampolinturnen. Lymphdrainage-Therapie auf dem Trampolin bedeutet sachtes Schwingen oder gemäßigtes Hüpfen. Genau das hat einen positiven Einfluss auf das Bindegewebe. Wichtig ist dabei, stets auf sanfte Bewegungen zu achten. Holen Sie sich dazu auch gerne Empfehlungen Ihres Physiotherapeuten ein.

- Faszientraining – Auf den Seiten 27 ff. sind bereits einige grundlegende Techniken der Faszienmassage zur Entstauung beschrieben. Für weitergehende Behandlungen, idealerweise mit der Faszienrolle bzw. dem Faszienball lassen Sie sich am besten von Ihrem Physiotherapeuten beraten.

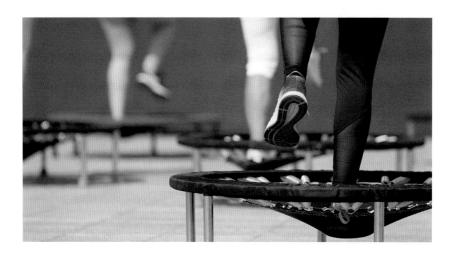

Hautpflege

Die Haut im Bereich von Ödemen wird wegen des starken Gewebedrucks nicht so gut versorgt wie in anderen Körperbereichen. Zudem ist die Haut dort stark gedehnt, das lässt sie spröder werden und stört den natürlichen Schutzmantel. Kompressionsverbände bzw. -strümpfe belasten die Haut zusätzlich. Dadurch ist die Haut in der Ödemregion sehr empfindlich gegen Infektionen und auch Pilzerkrankungen. Sie bedarf daher besonderer Pflege.

Waschen Sie sich am besten mit seifenfreier, milder Waschlotion mit einem pH-Wert von etwa 5, das entspricht ungefähr dem pH-Wert von gesunder Haut. Für die Hautpflege nach dem Waschen sind Lotionen mit natürlichen Ölen und Fetten empfehlenswert, die Sie jedoch nur sparsam auftragen sollten.

Nehmen Sie sich Zeit für die tägliche Hautpflege, so erkennen Sie frühzeitig eventuelle Schädigungen, Irritationen und Infektionen.

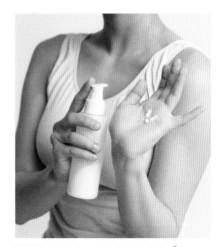

Tägliche Hautpflege ist sehr wichtig für Ödempatienten. Die Creme/Lotion sollte natürliche Fette und Öle enthalten und nur ganz dünn aufgetragen werden. So erfüllt sie ihre pflegende und schützende Funktion am besten.

Pflegen Sie einen »lymphschonenden« Lebensstil

▸ Meiden Sie Stress und extreme körperliche Belastungen, vermeiden Sie bei bereits bestehenden Lymphproblemen möglichst auch Schichtarbeit.

▸ Versuchen Sie problematische Konstellationen in Ihrem privaten Umfeld zu entschärfen.

▸ Ernähren Sie sich gesund (mehr dazu ab S. 50 und die Rezepte im Rezeptteil). Wenn Sie unter Übergewicht leiden, versuchen Sie Gewicht zu reduzieren.

▸ Bewegen Sie sich mäßig, aber regelmäßig im Ausdauerbereich, ggf. im unteren Kraftbereich. Bringen Sie auch in Ihren Alltag reichlich Bewegung ein.

▸ Behandeln Sie regelmäßig Ihre betroffenen Körperteile.

▸ Vermeiden Sie unbedingt Sonnenbrand und Insektenstiche an betroffenen Körperteilen. Sie können zu schlimmen Infektionen führen.

▸ Tragen Sie angenehme, nicht zu enge und nicht einschnürende Kleidung, denken Sie auch bei der Unterwäsche an diese Regel.

▸ Suchen Sie den Kontakt zu ebenfalls Betroffenen, etwa um gemeinsam Sport zu betreiben oder um sich über schwierige Situationen auszutauschen.

Pflanzenkraft für das Lymphsystem

Wirkstoffe aus klassischen »Lymphpflanzen« können die Drainage- und Abwehrfunktion unseres Lymphsystems unterstützen, sie können als Tee zubereitet werden:

▸ 200 ml Wasser aufkochen, kurz etwas abkühlen lassen. In eine kleine Teekanne 1 EL getrocknete **Eberrauten-Blätter** geben, mit dem Wasser übergießen und 5–10 Min. ziehen lassen. Die Kräuter abseihen.

▸ 2 TL getrocknetes **Kletten-Labkraut** in einer kleinen Teekanne mit 200 ml kochendem Wasser übergießen, abgedeckt ca. 10 Min. ziehen lassen, dann die Kräuter abseihen.

▸ In einen kleinen Topf 1 TL geschnittene **Löwenzahnwurzel** geben, 150 ml kaltes Wasser zufügen und aufkochen. Den Tee 10 Min. ziehen

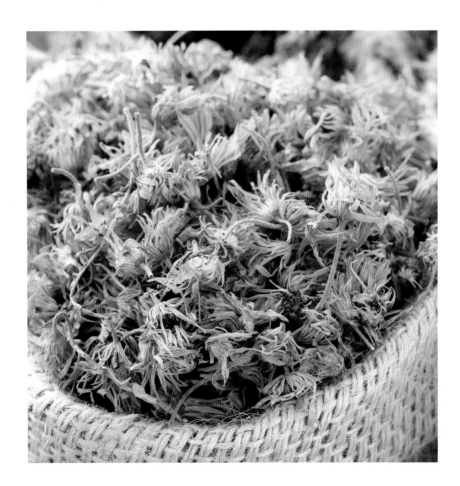

lassen, dann die Löwenzahnwurzeln abseihen. Der Tee ist ziemlich bitter, ihn daher gerne auch leicht gesüßt genießen.

▸ 2 TL **Sonnenhutkraut** in einer kleinen Teekanne mit 250 ml kochendem Wasser übergießen, 10 Min. ziehen lassen, abseihen.

▸ In einer kleinen Teekanne 2 TL getrocknete **Ringelblumen-Blüten** mit 150 ml kochendem Wasser übergießen. Den Tee 10 Min. abgedeckt ziehen lassen, dann die Blüten abseihen.

▸ 2 TL getrocknete **Birkenblätter** in einer kleinen Teekanne mit kochendem Wasser übergießen und 10 Min. ziehen lassen, dann abseihen.

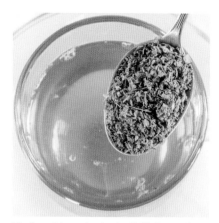

Für die meisten getrockneten Heilkräuter gelten als Faustregel ungefähr folgende Mengenangaben: 1 TL auf 150 ml und 1 EL auf 250 ml Wasser. Wenn Ihnen der Geschmack zu intensiv ist und auch wenn Sie eine bestimmte Sorte an Kräutern über einen längeren Zeitraum trinken möchten, verdünnen Sie den Extrakt ganz einfach nach Belieben.

Falls Sie einzelne der hier vorgestellten Kräutertees als Kuranwendung trinken möchten, also jeden Tag mehrere Tassen davon über mehrere Tage hinweg, klären Sie mit Ihrem Arzt ab, ob die Wirkstoffe in den Kräutern sich mit den Medikamenten, die Sie einnehmen, vertragen.

Ideal ist es, wenn Sie bei den lymphanregenden Kräutern abwechseln, nach Belieben können Sie Ihre Tees auch geschmacklich ergänzen, etwa mit Melisse, Kamille, Orangen- oder Malvenblüten.

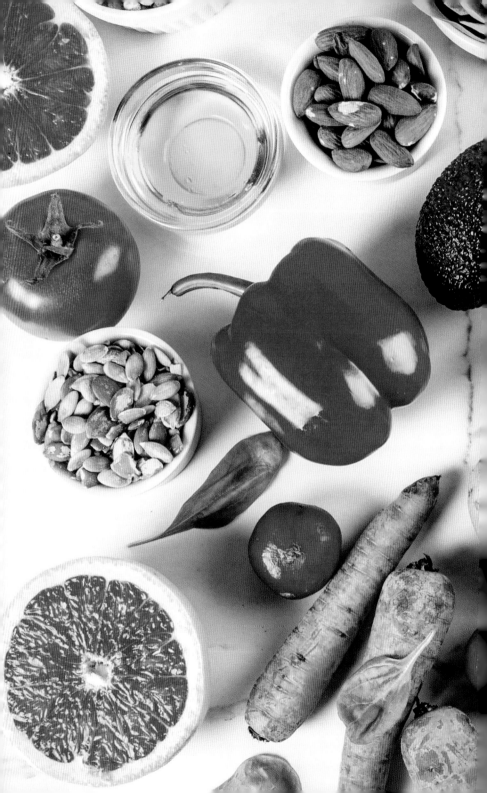

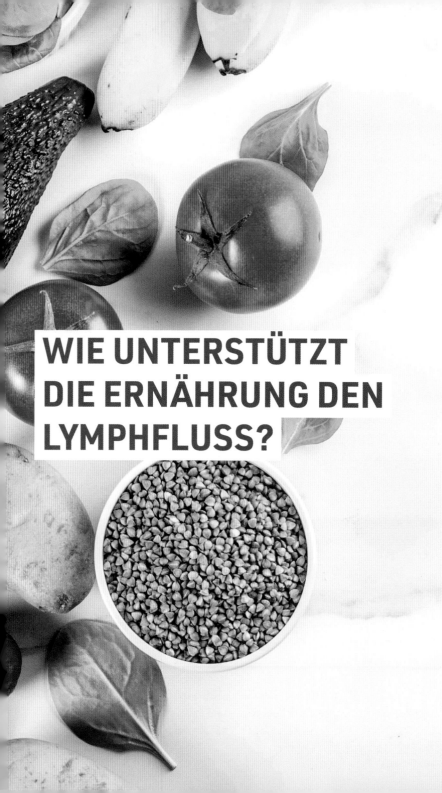

WIE UNTERSTÜTZT DIE ERNÄHRUNG DEN LYMPHFLUSS?

Ein ganz wesentlicher Bestandteil Ihrer ganzheitlichen Lymphbehandlung ist die Ernährung. Mit dem richtigen Essen können Sie ganz »automatisch« und dreimal täglich, 7 Tage in der Woche Ihre Lymphentstauung unterstützen.

Das bedeutet konkret, dass Sie sich am besten überwiegend basenreich ernähren, reichlich frische Nahrungsmittel zu sich nehmen, Ihr Essen möglichst oft selbst zubereiten. Eine solche Art der Ernährung führt dazu, dass weniger giftige Abbauprodukte im Körper gebildet werden, das Lymphsystem entlastet ist und sich erholen kann. Es ist eine Ernährung, die die Entgiftung fördert und unterstützt.

Die Prinzipien einer »lymphfreundlichen Ernährung«

▸ vielfältig und abwechslungsreich

▸ bekömmlich

▸ gemüsebetont und reich an Frischkost

▸ zuckerarm und kohlenhydratbewusst (wenig Süßigkeiten, wenig Lebensmittel aus Weißmehl, nur mäßige Mengen an Vollkornprodukten)

▸ mit vorwiegend pflanzlichen Fetten (gute Zubereitungsfette sind Raps- und Olivenöl), wenig tierischem Fett

▸ basenreich und arm an säurebildenden Lebensmitteln (mehr dazu ab S. 51 ff.)

Säurebildende Lebensmittel, oft irreführend auch »saure« Lebensmittel genannt, haben nichts mit einem eventuellen sauren Geschmack zu tun. »Säurebildend« beschreibt vielmehr die Wirkung im Verlauf der Verdauung und der Verstoffwechslung in unserem Körper.

▸ Den Säuregrad einer Flüssigkeit kann man über den sogenannten pH-Wert messen: pH 7 gilt als neutral, alles was darüber liegt als basisch. Unterhalb von pH 7 spricht man von einem sauren Milieu, einer sauren Umgebung.

Auch in unserem eigenen Körper gibt es verschiedene Milieus, viele von ihnen sind im neutralen bis basischen pH-Bereich angesiedelt, etwa das Blut, das Sekret der Bauchspeicheldrüse, die Lymphe, auch der Harn. Nur ungefähr ein Drittel der Körperflüssigkeiten dagegen weisen einen sauren pH-Wert auf, etwa der Hautschutzfilm und der Schweiß sowie der Magensaft als extrem saures Beispiel.

Passend zu diesem Verhältnis von etwa 30:70 sauren und basischen Flüssigkeiten in unserem Körper sollte unsere Ernährung genauso aussehen: Höchstens 30 Prozent sauer wirkender Nahrungsmittel, mindestens 70 Prozent basisch wirkende Lebensmittel sind ideal. Konkretes dazu finden Sie auf den folgenden Seiten.

Ans Trinken denken!

Der Gedanke liegt nahe, dass jemand, der von Ödemen geplagt ist, an Getränken sparen sollte, damit nicht noch mehr Flüssigkeit ins Gewebe einsickert.

Doch in Wahrheit ist es ganz anders:

▸ Wichtig bei Ödemen ist, dass die Lymphflüssigkeit in den betroffenen Bereichen ausreichend flüssig bleibt.

Nur so kann sie auch nach und nach abfließen. Wer nicht ausreichend trinkt, trocknet innerlich aus, was Ablagerungen und Bindegewebsverhärtungen fördert.

Trinken Sie daher regelmäßig über den Tag verteilt insgesamt mindestens 2 Liter, am besten ungesüßtes, kohlensäurearmes Leitungswasser, gerne auch in Form von Kräutertees (Anregungen finden Sie auf S. 46 f.) und verdünnten Gemüsesäften.

Und das Salz in der Suppe?

Darf man das denn: selbst gekochte Gerichte bei Lymphödem salzen?

JA, man darf. Denn zu salzarm zu essen ist bei einem Lymphödem eher schlecht, weil es die Flüssigkeitsverhältnisse ungünstig verändert.

Wichtig: Es gibt auch Ödeme, zu deren Therapie u. a. tatsächlich eine salzarme Kost gehört. Diese Ödeme sind jedoch nicht mit der Lymphe verbunden, sondern haben ein schwaches, geschädigtes Herz als Ursache.

Als säurebildende Lebensmittel gelten:

▸ Eier, Käse und Milch/Milchprodukte in großen Mengen

▸ Fisch, Meeresfrüchte

▸ Geflügel, Fleisch, Wurstwaren

▸ Soja(produkte), mit Ausnahme von fermentierten Produkten (Tempeh, Miso)

▸ Weißmehl-Brot, -Nudeln und andere Getreideprodukte

▸ Süßigkeiten, süßes Gebäck, Zucker

▸ Colagetränke und Softdrinks

▸ Alkohol, Kaffee, Schwarztee

▸ jegliche hochverarbeitete Industriekost

Als neutral gelten:

- Butter, Sahne, Buttermilch

- native (kalt gepresste) Öle

- Wasser (ohne Kohlensäure)

Basische Lebensmittel sind:

- frische und reif geerntete pflanzliche Lebensmittel (»reif geerntet« bedeutet, dass regionalen Produkten un-

bedingt der Vorzug gegeben werden sollte)

- die allermeisten Obst- und Gemüsesorten inkl. Hülsenfrüchte, Kartoffeln

- Samen, viele Nüsse

- Kräuter, Salate und Keimlinge (gekeimte Hülsenfrüchte, Getreidekörner, Kräuter)

- Sauerteigbrot in nicht zu großen Mengen

- Trockenfrüchte

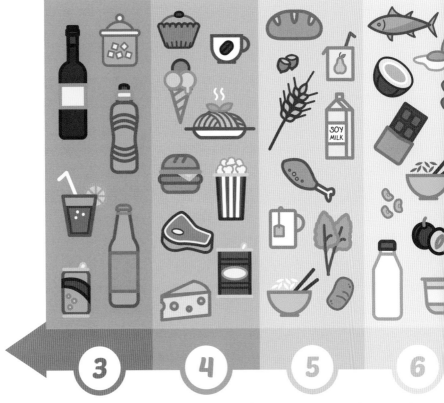

Eine Auswahl an Lebensmitteln eingeordnet in basisch (10 bis 7) bis säurebildend wirkend (ab 6 abwärts).

Die auf Seite 51 aufgezählten und unten gezeigten säurebildenden Lebensmittel müssen Sie jedoch nicht komplett aus Ihrer Küche und Ihrem Leben verbannen. Eine basenreiche Ernährung kann durchaus noch 20 bis 30 Prozent an Säurebildnern enthalten.

Wichtig ist, dass das Essen grundsätzlich basenüberschüssig ist. Wichtig ist, dass Sie sich so oft wie möglich selbst an die Zubereitung Ihrer Mahlzeiten machen und Fertigessen meiden.

Finden Sie hier anschließend eine Sammlung an basischen Rezepten, für Ihren Einstieg in die Zubereitung von entgiftenden, das Lymphsystem unterstützenden, genussreichen Getränken und Speisen.

Mit den Anregungen aus diesem Buch werden Sie sicher bald auch eigene Rezepte kreieren.

Guten Appetit!

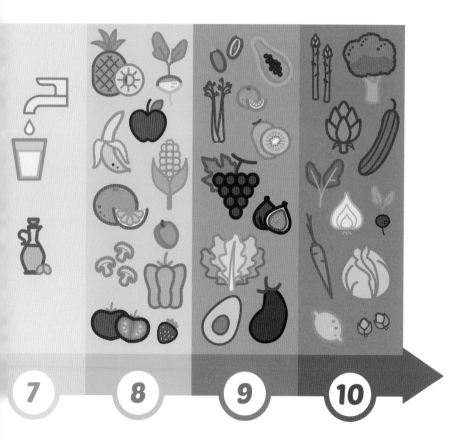

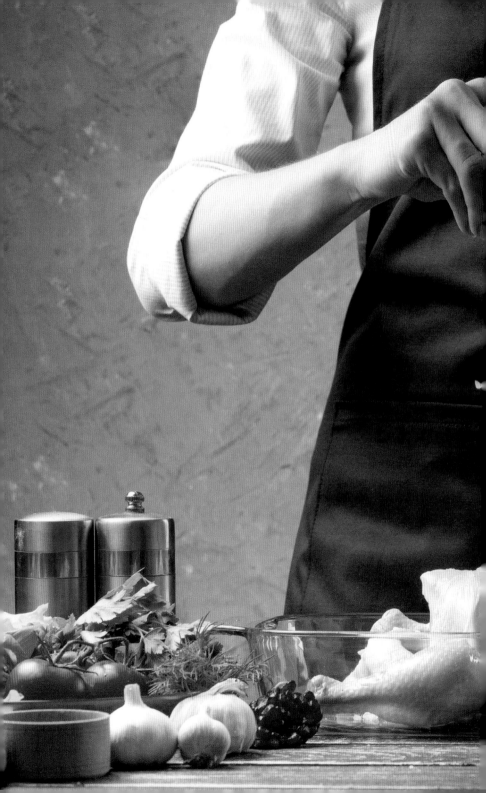

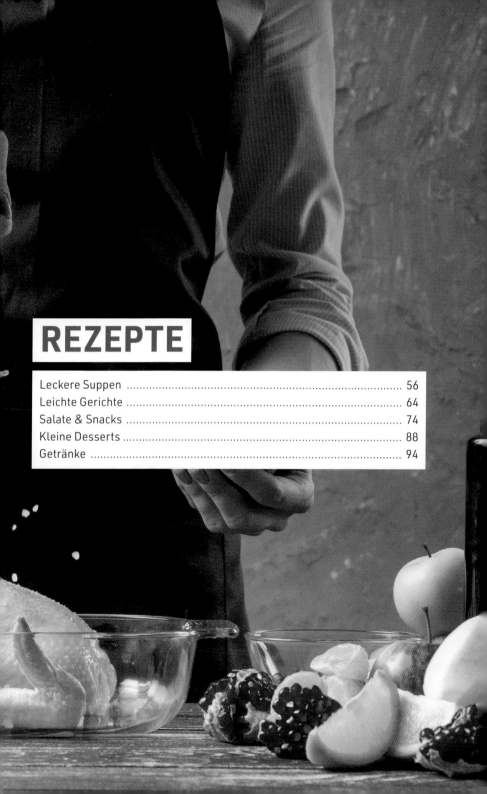

REZEPTE

LECKERE SUPPEN

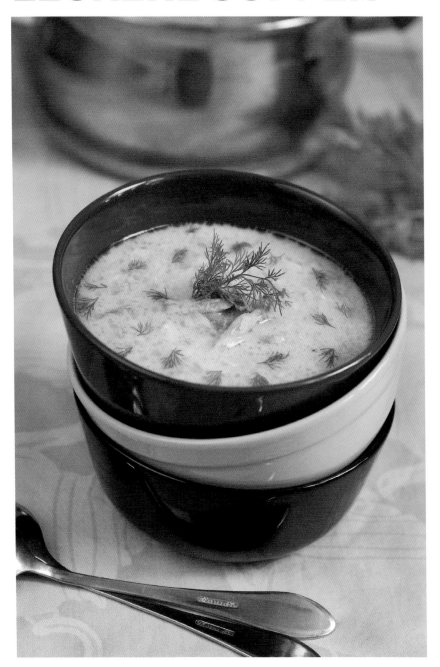

FENCHELSUPPE

Für 2 Personen

Zubereitungszeit:
20 Minuten

ZUTATEN
· 2 Fenchelknollen mit
  Grün
· 3 Kartoffeln
· 1 kleine Zwiebel
· 1 EL Sonnenblumenöl
· 1 l Gemüsebrühe
· Pfeffer, Muskat

ZUBEREITUNG
1. Die Fenchelknollen waschen, die Strünke entfernen, das Grün zur Dekoration beiseitelegen und die Knollen achteln. Die Kartoffeln waschen, schälen und in Scheiben schneiden. Die Zwiebel abziehen und würfeln.

2. Das Sonnenblumenöl in einem Topf erhitzen und die Zwiebelwürfel darin dünsten. Fenchel, Kartoffeln und die Hälfte der Gemüsebrühe zu den Zwiebeln geben und bei mittlerer Hitze kochen lassen. Mit Pfeffer und Muskat würzen.

3. Ist das Gemüse gar, die Suppe mit einem Mixstab pürieren und so viel Gemüsebrühe hinzugeben, bis die Suppe die gewünschte Konsistenz hat. Mit Fenchelgrün dekorieren.

Nährwerte pro Portion: 295 kcal, 6 g Eiweiß, 14,5 g Fett, 31,3 g Kohlenhydrate, 6,6 g Ballaststoffe

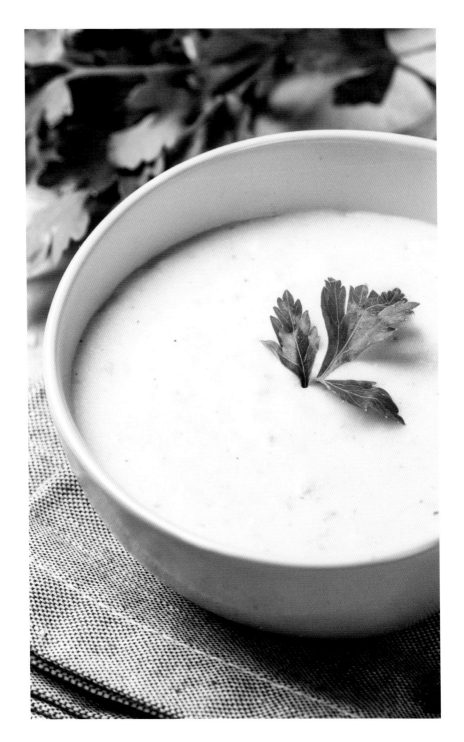

SCHNELLE KOKOS-KNOBLAUCH-SUPPE

Für 2 Personen

Zubereitungszeit:
15 Minuten

ZUTATEN
· 6 Knoblauchzehen
· ¼ Tasse Basmatireis
· 400 ml Kokosmilch
· Saft von 1 Limette
· ½ TL Cayennepfeffer
· ½ TL frisch geriebener
  Ingwer
· 1 EL fein geschnittener
  Koriander

ZUBEREITUNG
1. Den Knoblauch schälen und in feine Scheiben schneiden. Mit dem Reis in der Kokosmilch aufkochen und bei kleiner Flamme 8–10 Minuten garen.

2. Mit Limettensaft, Cayennepfeffer und Ingwer die Suppe abschmecken. Den frischen Koriander auf die Suppe streuen.

Nährwerte pro Portion: 525 kcal, 5,4 g Eiweiß, 44,7 g Fett, 25,1 g Kohlenhydrate, 0,8 g Ballaststoffe

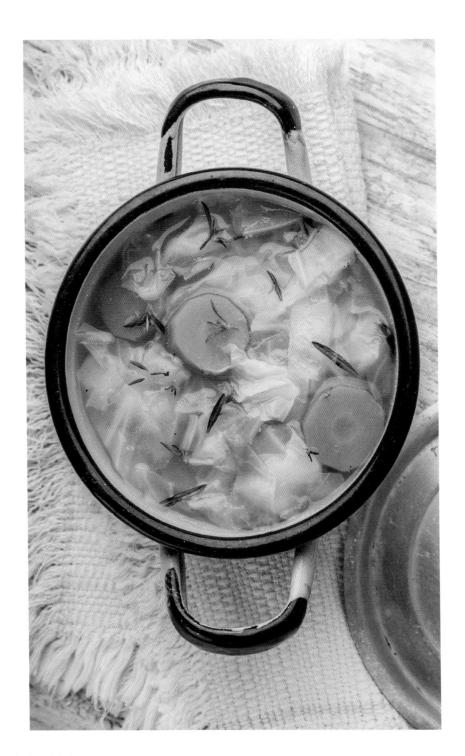

KLASSISCHE KOHLSUPPE

Für 2 Personen

Zubereitungszeit:
20 Minuten

ZUTATEN
· 1 mittelgroße Zwiebel
· 1 EL Öl
· 500 ml Gemüsebrühe
· ¼ Weißkohl
· 2 Möhren
· 1 Stange Stauden-
  sellerie
· 2 grüne Paprikaschoten
· 2 Tomaten
· 1 Bund frische Petersilie
· Pfeffer aus der Mühle
· Kümmel
· Paprikapulver (edelsüß)

ZUBEREITUNG

1. Die Zwiebel abziehen, halbieren, in Ringe schneiden und in einem großen Topf in Öl goldbraun anbraten. Mit Gemüsebrühe ablöschen.

2. Den Weißkohl waschen, den harten Strunk entfernen, in Streifen schneiden und in den Topf geben. Möhren schälen, in Scheiben schneiden, Sellerie würfeln und alles zur Suppe geben. Kurz aufkochen, dann für 10 Minuten köcheln lassen.

3. Paprikaschote waschen, entkernen und in Streifen schneiden, dann in die Suppe geben. Tomaten mit kochendem Wasser übergießen und häuten. Nach 5 Minuten hinzufügen.

4. Die Petersilie waschen, von den Stielen zupfen, fein hacken und dazugeben Die Suppe mit den Gewürzen abschmecken.

Nährwerte pro Portion: 274 kcal, 6,6 g Eiweiß, 15,2 g Fett, 21 g Kohlenhydrate, 12,7 g Ballaststoffe

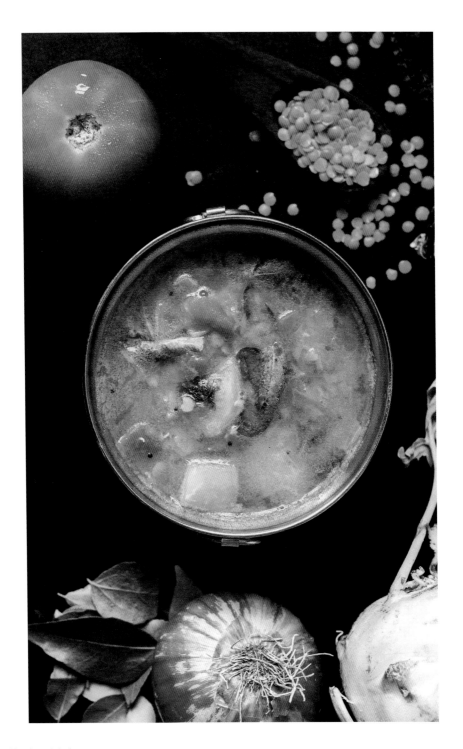

ERDNUSS-LINSENCURRY

Für 4 Personen

Zubereitungszeit:
35 Minuten

ZUTATEN
· 1 Kohlrabi
· 1 rote Zwiebel
· 2 Möhren
· 1 Tomate
· 1 EL Rapsöl
· 1 EL rote Currypaste
· 400 ml Kokosmilch
· 400 ml Gemüsebrühe
· 30 g Erdnüsse,
  ungesalzen
· 50 g rote Linsen
· ½ Bund Thai-Basilikum
· 2 EL Agavendicksaft
· 1 TL Sojasauce
· 3 EL Erdnussmus

ZUBEREITUNG

1. Den Kohlrabi und Zwiebel schälen und in 1,5 cm große Stücke schneiden. Die Möhren putzen, schälen und in 1 cm große Stücke würfeln. Tomate waschen und in Würfel schneiden.

2. 1 EL Rapsöl in einem Wok (oder weiten Topf) erhitzen und die Currypaste darin anrösten, bis sie duftet.

3. Dann die Kokosmilch und die Gemüsebrühe hinzufügen und erhitzen, die Erdnüsse, Zwiebel, Möhren und den Kohlrabi hinzufügen und bei mittlerer Hitze 5 Minuten köcheln lassen. Dann die Linsen zufügen und weitere 12 Minuten köcheln lassen.

4. Inzwischen Thai-Basilikum waschen, trocken schütteln und die Blätter abzupfen. Es werden jeweils ca. 20 Blätter benötigt.

5. Agavendicksaft, Sojasauce, Tomatenwürfel und das Erdnussmus unter das Curry rühren. Dann das Gericht auf Schalen oder Tellern verteilen, mit den Kräutern bestreuen und servieren.

Nährwerte pro Portion: 487 kcal, 13 g Eiweiß, 36 g Fett, 25 g Kohlenhydrate, 5,2 g Ballaststoffe

LEICHTE GERICHTE

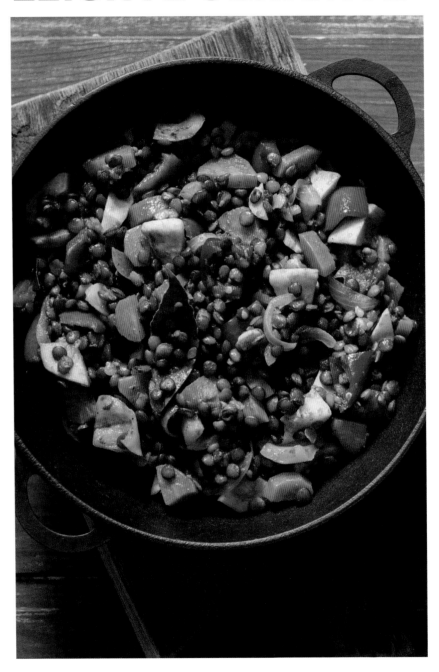

LINSENPFANNE

Für 2 Personen

Zubereitungszeit:
35 Minuten

ZUTATEN
· 120 g braune Linsen
· 1 kleine Gurke
· 1 Möhre
· 1 rote Paprikaschote
· 1/2 Zwiebel
· 1 Lorbeerblatt
· 2 EL Olivenöl
· 1 Prise Korianderpulver
· 1 Prise Muskatpulver
· Pfeffer aus der Mühle

ZUBEREITUNG
1. Die Linsen in 500 ml warmem Wasser ca. 10 Minuten einweichen. Gemüse putzen bzw. waschen, je nach dem schälen, entkernen und alles fein würfeln. Linsen mit dem Lorbeerblatt in 500 ml frischem Wasser kochen.

2. Olivenöl in einer Pfanne erhitzen und das Gemüse kurz darin anbraten. Gemüse zu den Linsen geben und weiterkochen, bis die Linsen gar sind. Die Linsenpfanne mit Koriander, Muskat und Pfeffer abschmecken.

Nährwerte pro Portion: 348 kcal, 17,7 g Eiweiß, 12 g Fett, 38,9 g Kohlenhydrate, 6,2 g Ballaststoffe

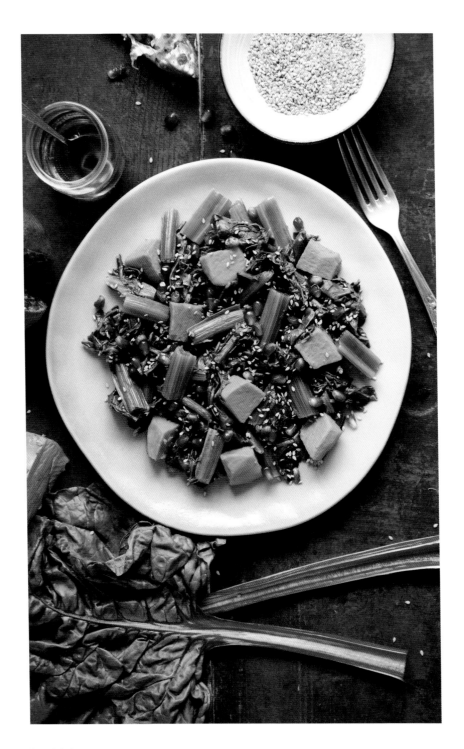

MANGOLD-KARTOFFEL-PFANNE

Für 2 Personen

Zubereitungszeit:
35 Minuten

ZUTATEN

· 1 mittelgroßer Mangold
  (oder 500 g Blattspinat)
· 1 mittelgroße Süßkartoffel
· 2 EL Olivenöl
· 100 ml Gemüsebrühe
· 20 g Sesam
· Korianderpulver
· Pfeffer aus der Mühle
· 1 Granatapfel

ZUBEREITUNG

1. Den Mangoldstrunk entfernen, die Blätter waschen und die Stiele in Streifen schneiden. Süßkartoffel schälen und in Würfel schneiden. Mangoldblätter und -stiele in einer Pfanne mit heißem Olivenöl kurz andünsten und mit der Gemüsebrühe ablöschen.

2. Die Kartoffelwürfel dazugeben und ca. 10 Minuten garen. Mit Sesam, Koriander und Pfeffer abschmecken. Granatapfelkerne herauslösen und zum Servieren über die Pfanne geben.

Nährwerte pro Portion: 423 kcal, 9,3 g Eiweiß, 19,6 g Fett, 44,5 g Kohlenhydrate, 12,7 g Ballaststoffe

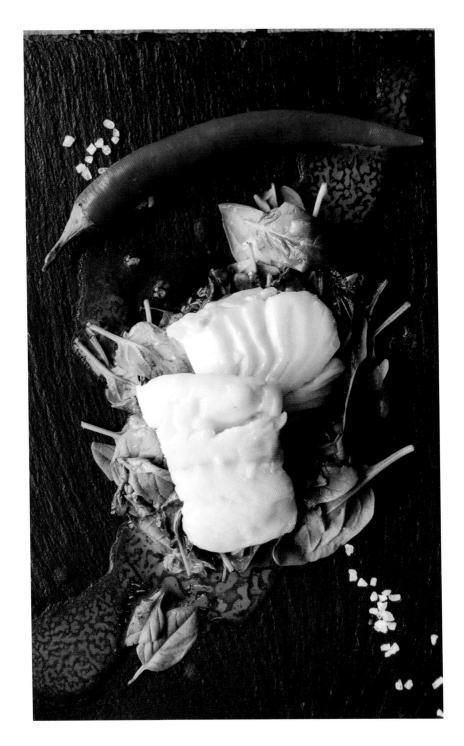

SEELACHS MIT SPINAT

Für 1 Person

Zubereitungszeit:
15 Minuten

ZUTATEN
- 1 Schalotte
- 1 Knoblauchzehe
- Salz
- 250 g frischer Blatt-
  spinat
- Saft von 1 Limette
- schwarzer Pfeffer
- 1 Prise Muskatnuss
- 200 g Seelachsfilet
  (Bio-Qualität)
- 1 EL Olivenöl

ZUBEREITUNG

1. Schalotte und Knoblauchzehe schälen, sehr fein hacken und salzen. Spinat waschen und trocken schütteln. Spinat in einer Pfanne mit 1 EL Wasser für einige Minuten anbraten, dann die Schalotten-Knoblauch-Würfel und den Limettensaft dazugeben. Mit Salz, Pfeffer und Muskat abschmecken.

2. Seelachsfilet mit Salz und Pfeffer würzen. Das Öl in einer Pfanne erhitzen und den Lachs darin goldgelb anbraten. 2 Minuten auf jeder Seite reichen.

3. Zum Servieren den Lachs auf dem Spinat anrichten.

Nährwerte pro Portion: 370 kcal, 46,4 g Eiweiß, 15,8 g Fett, 5 g Kohlenhydrate, 5 g Ballaststoffe

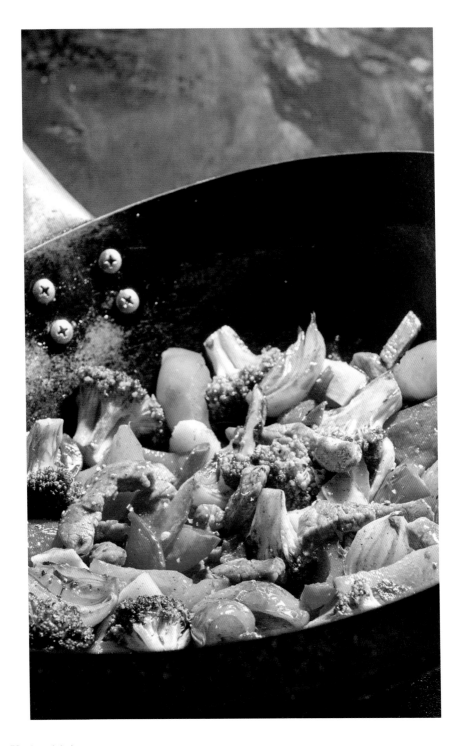

WOK-PFANNE MIT HÄHNCHEN

Für 1 Person

Zubereitungszeit:
15 Minuten

ZUTATEN
· 1 Knoblauchzehe
· 1 Stück Ingwer (1–2 cm)
· 1 Zwiebel
· 100 g Brokkoli
· 2 Paprikaschoten (rot
und gelb)
· 150 g Hähnchenbrust-
filet (Bio-Qualität)
· 1 EL Olivenöl
· 100 ml Kokoswasser
· Salz, Pfeffer

ZUBEREITUNG

1. Knoblauch und Ingwer schälen und fein würfeln. Zwiebel schälen und achteln. Brokkoli waschen und in Röschen schneiden. Paprika waschen, halbieren und entkernen. In kleine Stücke schneiden. Hähnchenfleisch waschen, trocken tupfen und in mundgerechte Stücke schneiden.

2. Knoblauch und Ingwer in einer Pfanne mit erhitztem Öl wenige Minuten anbraten. Das Fleisch dazugeben und kurz anbraten.

3. Brokkoli, Paprika und Zwiebel in die Pfanne geben und mit Kokoswasser dünsten, bis das Gemüse gar ist. Mit Salz und Pfeffer abschmecken.

Nährwerte pro Portion: 352 kcal, 41,5 g Eiweiß, 12,4 g Fett, 14,2 g Kohlenhydrate, 7,8 g Ballaststoffe

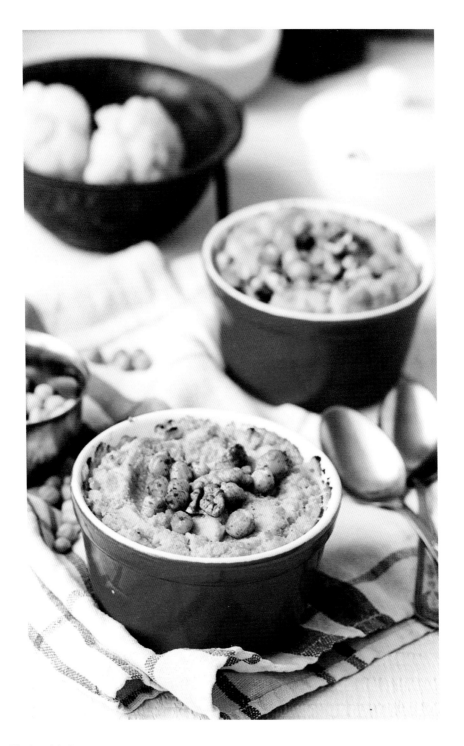

MINI-BLUMENKOHL-KICHERERBSENGRATIN

Für 2 Personen

Zubereitungszeit:
20 Minuten

ZUTATEN
· 250 g Blumenkohl
· Salz
· 2 TL Olivenöl
· 1 EL Kichererbsenmehl
· 75 ml Sojamilch
· 1/4 TL gemahlener
  Kreuzkümmel
· 1 Msp. Muskatnuss
· 1 Stück Ingwer
· 100 g Kichererbsen
  (Dose)
· 2 EL Makadamia Nüsse

ZUBEREITUNG

1. Blumenkohl waschen, in Röschen schneiden und in 1 Liter kochendem Salzwasser in ca. 4 Minuten bissfest blanchieren. Herausnehmen und kalt abschrecken.

2. Den Backofen auf 180 °C Umluft vorheizen.

3. Olivenöl in einem kleinen Topf erwärmen, Mehl einstreuen und bei mittlerer Hitze 2–3 Minuten anschwitzen. Sojamilch mit den Gewürzen unter Rühren dazugeben. Ingwer schälen, fein hacken und hinzufügen.

4. Blumenkohl und abgetropfte Kichererbsen mischen und in eine mit Öl gefettete Souffléform geben. Die Sauce darüber verteilen und 10 Minuten im vorgeheizten Backofen backen. Nach 7 Minuten die Nüsse darüberstreuen. Auflauf fertig backen, bis die Nüsse goldbraun sind.

Nährwerte pro Portion: 239 kcal, 8,9 g Eiweiß, 14,5 g Fett, 14,9 g Kohlenhydrate, 6,6 g Ballaststoffe

SALATE & SNACKS

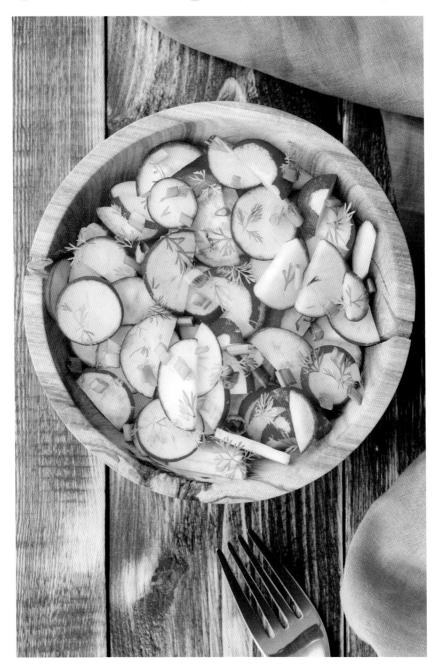

BUNTER RETTICHSALAT

Für 2 Personen

Zubereitungszeit:
35 Minuten

ZUTATEN
· 1 kleiner Rettich
· 1/2 Bund Radieschen
· ¼ Bund Schnittlauch
· 3 EL Rapsöl
· Saft von 1/2 Zitrone
· Pfeffer aus der Mühle
· 1 Schalotte

ZUBEREITUNG

1. Den Rettich schälen, die Radieschen waschen und putzen. Beides in Halbmonde schneiden. Schnittlauch waschen und in Röllchen schneiden.

2. Für die Vinaigrette das Öl in einer Schüssel mit dem Zitronensaft mischen und mit Pfeffer würzen. Die Schalotte abziehen, fein würfeln und zur Vinaigrette geben.

3. Rettich, Radieschen und Schnittlauchröllchen vermischen. Zum Schluss die Salatsauce auf dem Salat verteilen.

Nährwerte pro Portion: 160 kcal, 1,4 g Eiweiß, 15,3 g Fett, 3,4 g Kohlenhydrate, 1,7 g Ballaststoffe

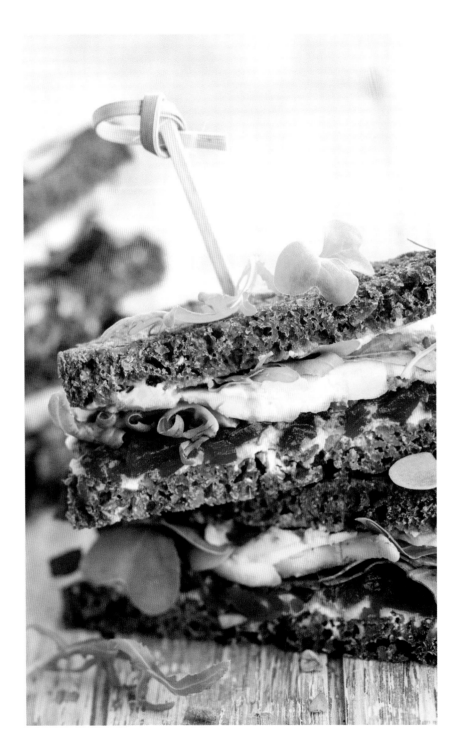

AVOCADOBROT

Für 1 Person

Zubereitungszeit:
5 Minuten

ZUTATEN
· 1/2 Avocado
· 1 TL Zitronensaft
· Tabasco nach Belieben
· 1/4 Zucchini
· 1 Rote Bete (gegart,
  Vakuumpack)
· 2 Scheiben Vollkornbrot
  oder Pumpernickel
· 1 TL Frischkäse
  (20 % Fett)
· 1 Handvoll Sprossen
  (z. B. Kressesprossen)

ZUBEREITUNG

1. Avocado halbieren und entsteinen. Das Fruchtfleisch herauslöffeln und zu einem Mus zerdrücken. Mit Zitronensaft und Tabasco würzen.

2. Die Zucchini waschen, schälen und in Scheiben schneiden. Ebenfalls die Rote Bete in Scheiben schneiden.

3. Eine Brotscheibe dünn mit Frischkäse bestreichen und mit den Zucchinischeiben und den Rote Bete-Scheiben belegen. Darauf das Avocadomus geben.

4. Die Sprossen waschen, trocken schütteln und auf dem Brot verteilen. Restliche Brotscheibe darauflegen und leicht andrücken.

Nährwerte pro Portion: 408 kcal, 13,7 g Eiweiß, 11,9 g Fett, 53,4 g Kohlenhydrate, 14,8 g Ballaststoffe

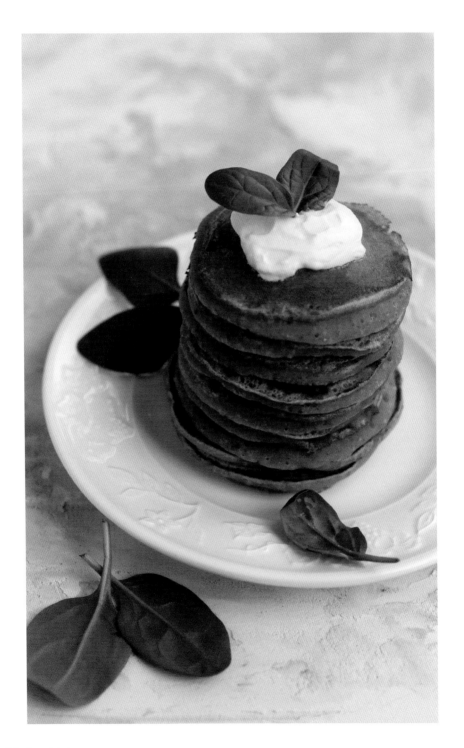

LINSEN-SPINAT-KÜCHLEIN MIT JOGHURT-DIP

Für 2 Personen

Zubereitungszeit:
15 Minuten

ZUTATEN

Für die Küchlein
- 150 g Linsen (z. B. Beluga)
- ½ Chilischote (grün)
- 1 Stück Ingwer (1–2 cm)
- 250 g Blattspinat
- 1 TL Paprikapulver
- 2 EL Kichererbsenmehl
- Salz
- 1 kleine Zwiebel
- 1 Paprika (rot)
- 1 EL Olivenöl
- 1 EL Ghee

Für den Dip
- 2 Stängel Basilikum
- 250 g Sojajoghurt
- 2 EL getrockneter Thymian
- etwas Salz

ZUBEREITUNG

1. Für die Küchlein Belugalinsen in einem Topf mit Wasser etwa 20 Minuten kochen, bis sie gar sind. Chilischote klein schneiden. Ingwer schälen, Spinat waschen und beides zerkleinern.

2. Linsen, Chilis, Ingwer, Spinat, Paprikapulver und Kichererbsenmehl mit 300–400 ml Wasser in einem Mixer glatt pürieren, sodass eine dickflüssige Konsistenz entsteht. Dafür entsprechend Kichererbsenmehl dazugeben. Mit etwas Salz würzen und 5 Minuten ziehen lassen.

3. Für den Dip Basilikum waschen, trocken schütteln und die Blätter fein hacken. Mit Joghurt und Thymian vermischen. Den Dip mit Salz abschmecken und etwas ziehen lassen.

4. Zwiebel schälen und fein würfeln. Paprika halbieren, den Strunk und die Kerne entfernen, dann würfeln. Öl in einer Pfanne erhitzen und darin die Zwiebeln und Paprika kurz andünsten. Beides in den Teig geben. In einer beschichteten Pfanne etwas Ghee erhitzen und eine kleine Kelle Teig hineingeben. Kurz auf mittlerer Hitze braten, dann wenden und die andere Seite braten. Auf diese Weise nach und nach den Teig zu kleinen Küchlein verarbeiten.

Nährwerte pro Portion: 499 kcal, 29,3 g Eiweiß, 17,2 g Fett, 46,2 g Kohlenhydrate, 18 g Ballaststoffe

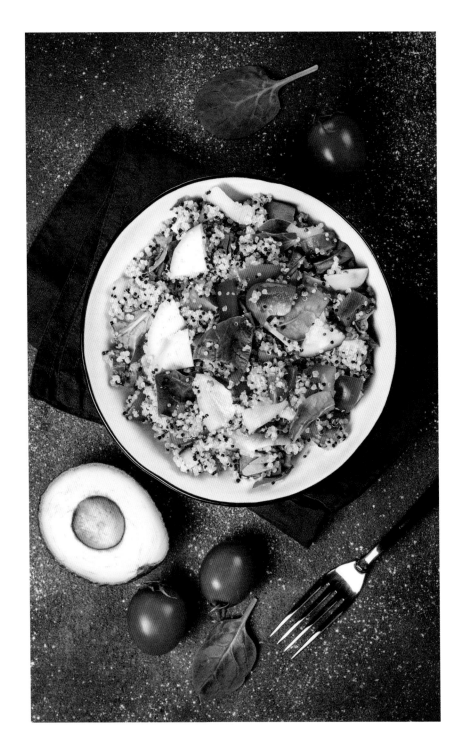

SPINATSALAT MIT QUINOA

Für 4 Personen

Zubereitungszeit:
35 Minuten

ZUTATEN
· 100 g Quinoa
· 2 rote Zwiebeln
· 150 g Baby-Spinat
· 1 Avocado
· 1 Bund glatte Petersilie
· 2 Paprikaschoten
  (rot und gelb)
· 8 Kirschtomaten
· 2 EL Weißweinessig
· Salz, Pfeffer
· 2 EL Olivenöl

ZUBEREITUNG

1. Quinoa nach Packungsanweisung garen. In der Zwischenzeit die roten Zwiebeln schälen, halbieren und die Hälften in feine Scheiben hobeln.

2. Den Baby-Spinat putzen, waschen und in der Salatschleuder trocken schleudern. Die Avocado schälen, vom Kern befreien und in mundgerechte Stücke schneiden. Petersilie waschen und die Blättchen von den Stielen zupfen. Die Petersilie, bis auf einige Blättchen, grob hacken. Die Paprikaschoten halbieren, entkernen, waschen und in kleine Stücke schneiden. Tomaten waschen und vierteln.

3. Für die Salat-Vinaigrette Essig, Salz und etwas Pfeffer verrühren. Das Olivenöl darunterschlagen.

4. Quinoa in eine Schüssel füllen, etwas abkühlen lassen. Dann den Quinoa mit zwei Gabeln auflockern. Spinat, Avocado, Zwiebeln, Paprika, Tomaten, gehackte Petersilie und Salat-Vinaigrette zufügen und alles gut vermischen.

5. Den Quinoa-Salat mit Salz und Pfeffer würzen. Den Salat auf Tellern anrichten und mit den Petersilienblättchen oder Spinat garnieren.

Nährwerte pro Portion: 260 kcal, 10 g Eiweiß, 14 g Fett, 21,1 g Kohlenhydrate, 4,3 g Ballaststoffe

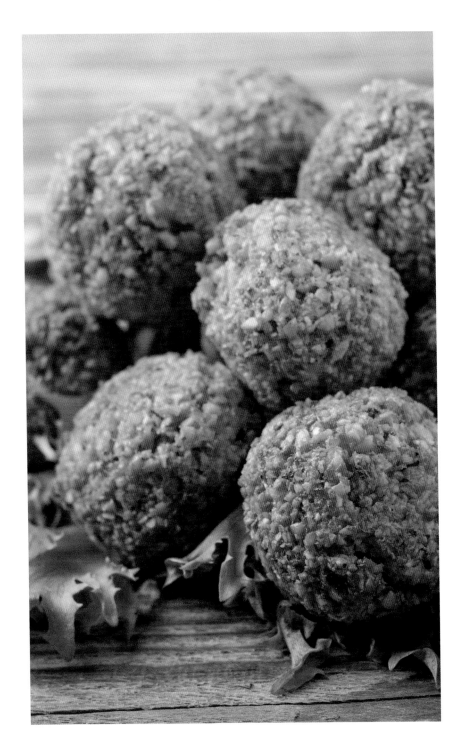

FALAFEL-PRALINEN

Für 4 Personen

Einweichzeit:
12 Stunden

Zubereitungszeit:
20 Minuten

ZUTATEN
· 250 g getrocknete
  Kichererbsen
· 1 große Zwiebel
· 1–2 Knoblauchzehen
  (je nach Größe und
  Geschmack)
· 2 EL Kichererbsenmehl
· 4 EL glutenfreies Buch-
  weizenmehl
· 1 TL Backpulver
· 1 Bund frische Petersilie
· getrockneter Koriander
· Pfeffer, Kreuzkümmel,
  Chili
· Saft von 1/2 Zitrone

ZUBEREITUNG

1. Den Backofen auf 220 °C Umluft vorheizen.

2. Kichererbsen 12 Stunden vorher einweichen. Das Einweichwasser dabei mindestens einmal wechseln. Zwiebel und Knoblauch schälen. Kichererbsen gut abspülen und in einem Mixer/Küchengerät zusammen mit der Zwiebel und dem Knoblauch fein pürieren. Kichererbsenmehl, Buchweizenmehl und Backpulver untermischen.

3. Petersilie und Koriander waschen, klein hacken und untermischen. Kräftig mit Pfeffer, Kreuzkümmel und Chili würzen. Zitronensaft dazugeben.

4. Teig zu Kugeln formen und auf ein mit Backpapier ausgelegtes Backblech geben. Die Falafel werden knuspriger, wenn sie mit etwas Öl bestrichen werden (optional). Im vorgeheizten Backofen ca. 15 Minuten backen.

Nährwerte pro Portion: 285 kcal, 14,1 g Eiweiß, 4,3 g Fett, 41 g Kohlenhydrate, 11,3 g Ballaststoffe

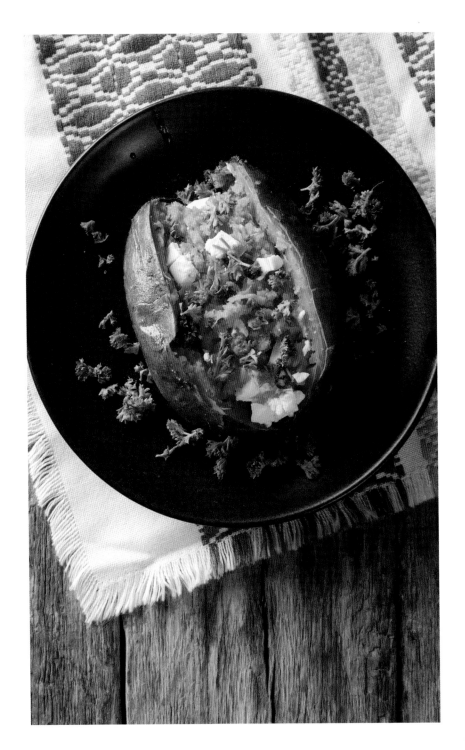

GEBACKENE SÜSSKARTOFFEL

Für 4 Personen

Zubereitungs-/Backzeit:
45–60 Minuten

ZUTATEN
· 4 Süßkartoffeln
· 2 TL Kokosnussöl
· 1 rote Zwiebel, gewürfelt
· 1 rote Paprikaschote,
  entkernt und gewürfelt
· 1 Chili, gewürfelt
· 2 Knoblauchzehen,
  fein gehackt
· 2 Tomaten, gewürfelt
· ½ TL Kreuzkümmel
· ½ TL Chilipulver
· etwas Pfeffer
· 50 g Mozzarella,
  gewürfelt
· Petersilie, gehackt
  zum Garnieren

ZUBEREITUNG

1. Den Backofen auf 180 °C Umluft vorheizen.

2. Die Süßkartoffeln waschen und die Schale mehrfach mit einer Gabel einstechen und mit etwas Kokosnussöl einreiben. Kartoffeln auf ein mit Backpapier ausgelegtes Backblech legen und ca. 45–60 Minuten backen, bis sie weich sind.

3. Restliches Kokosnussöl bei mittlerer Stufe in einer Pfanne schmelzen lassen. Zwiebel, Paprika und Chili dazugeben und 5 Minuten darin andünsten. Knoblauch und Tomaten sowie Kreuzkümmel, Chilipulver einrühren und weitere 5 Minuten garen lassen, bis die Flüssigkeit der Tomaten verdampft ist.

4. Gebackene Süßkartoffeln aus dem Ofen holen, der Länge nach tief einschneiden, aushölen und leicht mit Pfeffer bestreuen. Gemüsefüllung mit den ausgehölten Süßkartoffeln vermengen und alles wieder in den Kartoffel Mantel füllen. Mit Mozzarellawürfeln und Petersilie bestreuen. Warm servieren.

Nährwerte pro Portion: 365 kcal, 7,1 g Eiweiß, 6,5 g Fett, 63,3 g Kohlenhydrate, 9,2 g Ballaststoffe

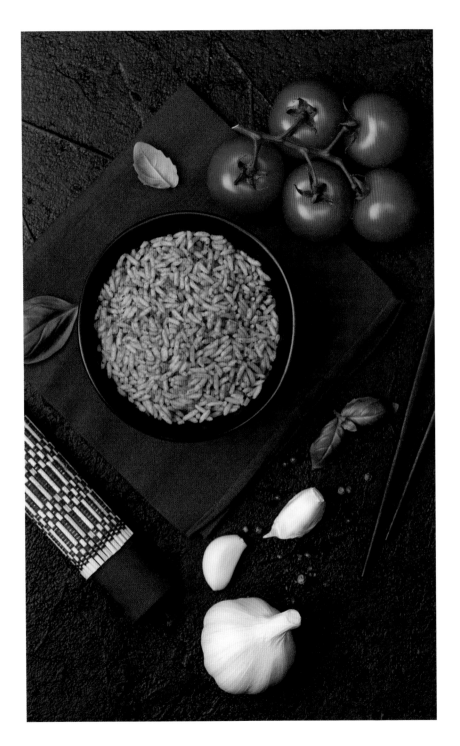

TOMATENREIS

Für 4 Personen

Zubereitungszeit:
30 Minuten

ZUTATEN

· 1 Knoblauchzehe
· 1 Zwiebel
· 3 EL Olivenöl
· 250 g Langkornreis
· 400 g Tomaten (Dose)
· 600 ml Wasser
· Pfeffer
· etwas Salz

ZUBEREITUNG

1. Knoblauch und Zwiebel schälen, fein hacken. In einem Topf Olivenöl erhitzen. Knoblauch und Zwiebel darin 3–4 Minuten glasig dünsten. Langkornreis in einem Sieb mit heißem Wasser abwaschen, mit in den Topf geben und 1 Minute mitbraten. Tomaten zufügen und mit Wasser ablöschen.

2. Die Zutaten aufkochen lassen und mit Pfeffer und etwas Salz würzen. Deckel aufsetzen und bei mittlerer Hitze ca. 20 Minuten garen.

3. Zwischendurch gelegentlich umrühren. Der Reis ist gar, sobald die Flüssigkeit aufgesogen ist.

Nährwerte pro Portion: 305 kcal, 4,8 g Eiweiß, 7,9 g Fett, 51,7 g Kohlenhydrate, 1,9 g Ballaststoffe

KLEINE DESSERTS

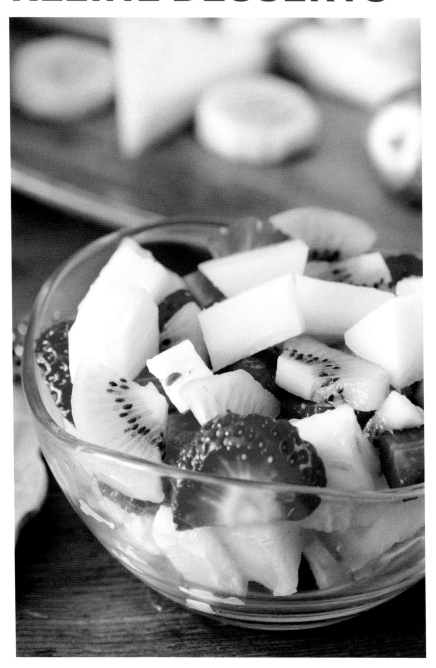

OBSTSALAT

Für 1 Person

Zubereitungszeit:
15 Minuten

ZUTATEN
· 1/2 säuerlicher Apfel
· 1 weißer Pfirsich
· 1 EL Zitronensaft
· 1 Kiwi
· 100 g Erdbeeren (oder
  Himbeeren)
· 1 TL Agavendicksaft

ZUBEREITUNG
1. Apfel und Pfirsich waschen, vierteln, entkernen und in 1 cm große Stücke schneiden. In einer großen Schüssel mit Zitronensaft mischen.

2. Kiwi schälen und klein schneiden und in die Schüssel geben. Die Erdbeeren waschen, die grünen Blättchen entfernen, halbieren und mit dem restlichen Obst und dem Agavendicksaft mischen.

Nährwerte pro Portion: 232 kcal, 3,1 g Eiweiß, 1,3 g Fett, 43,3 g Kohlenhydrate, 9,6 g Ballaststoffe

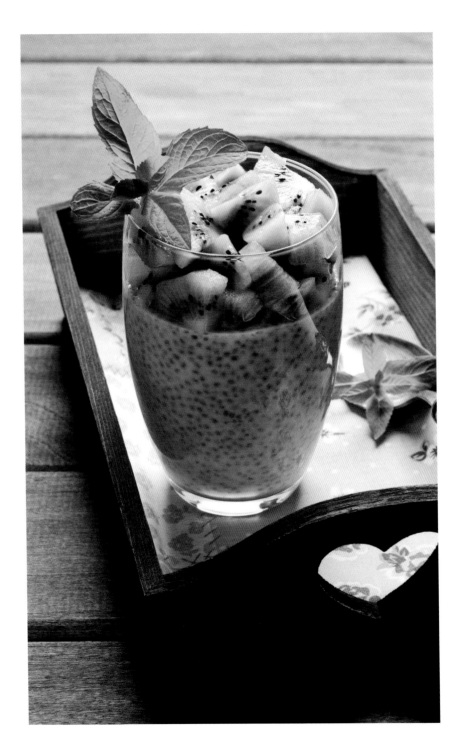

CHIA-PUDDING MIT KIWI

Für 2 Personen

Quellzeit: 2 Stunden

Zubereitungszeit:
15 Minuten

ZUTATEN
· 1 TL flüssiger Honig
· 300 ml Kokosmilch
· 3 EL Chiasamen
· 4 Kiwi
· 1 EL Walnusskerne
· Minze zum Verzieren

ZUBEREITUNG

1. Für den Chia-Kokospudding den flüssigen Honig in die Kokosmilch rühren. Die Chiasamen zufügen und mit der Kokosmilch vermischen.

2. Den Chia-Kokospudding 1 Stunde kalt stellen, dabei öfter umrühren. Dann 2 Stunden im Kühlschrank einweichen, damit die Chiasamen ganz aufquellen und eine puddingartige Konsistenz erreichen.

3. Kiwi schälen und in Würfel schneiden. Den Chia-Pudding vorsichtig in schmale Dessertgläser füllen. Auf den Pudding die Walnüsse und die stückigen Kiwis geben. Mit der Minze verzieren und servieren.

Nährwerte pro Portion: 478 kcal, 6,7 g Eiweiß, 42,3 g Fett, 14,6 g Kohlenhydrate, 14,6 g Ballaststoffe

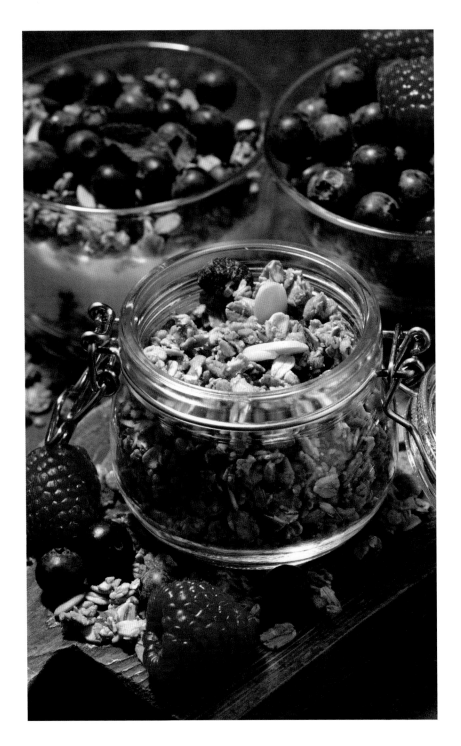

GERÖSTETES KNUSPER-MÜSLI

Für 1 Person

Zubereitungszeit:
5 Minuten

ZUTATEN
· 1 TL Rosinen
· 1 TL Mandeln
· 3 EL Kokosraspeln
· 5 EL kernige Hafer-
  flocken
· 5 EL Amaranth (gepufft)
· 50 g Himbeeren
· 50 g Blaubeeren
· 200 ml Kokoswasser

ZUBEREITUNG
1. Rosinen, Mandeln, Kokosraspeln, Haferflocken und Amaranth in einer Pfanne ohne Fett 2–3 Minuten anrösten.

2. Die Beeren verlesen und zusammen mit den gerösteten Zutaten in einer Schale vermischen.

3. Zum Verzehr mit Kokoswasser auffüllen.

TIPP: Ein Glas mit Bügelverschluss eignet sich perfekt, um das Müsli mitzunehmen.

Nährwerte pro Portion: 699 kcal, 18,8 g Eiweiß, 15,1 g Fett, 38,6 g Kohlenhydrate, 9,8 g Ballaststoffe

GETRÄNKE

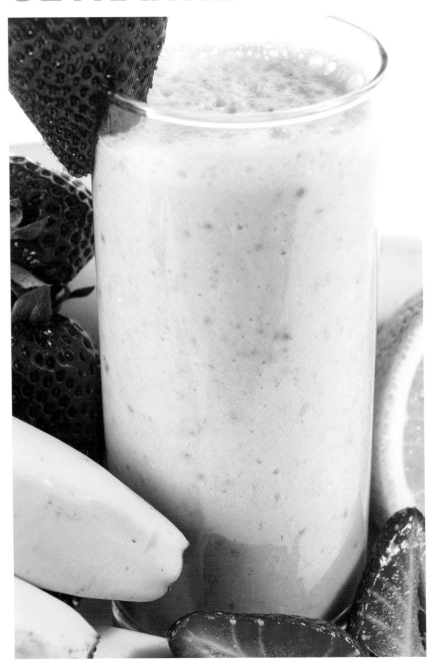

FRUCHTSHAKE

Für 1 Person

Zubereitungszeit:
5 Minuten

ZUTATEN
· 1 Banane
· 150 g Erdbeeren
· 2 Orangen
· Saft von ½ Limette
· 80 ml naturtrüber Apfel-
  saft
· 125 g kalter Kefir

ZUBEREITUNG
1. Die Banane schälen und klein schneiden. Erdbeeren waschen und von den grünen Blättchen befreien. Die Orangen schälen und zerteilen.

2. Alle Zutaten in den Mixer geben und pürieren. Bei Bedarf noch etwas Wasser zufügen.

Nährwerte pro Portion: 367 kcal, 8,8 g Eiweiß, 5,7 g Fett, 58,5 g Kohlenhydrate, 9,4 g Ballaststoffe

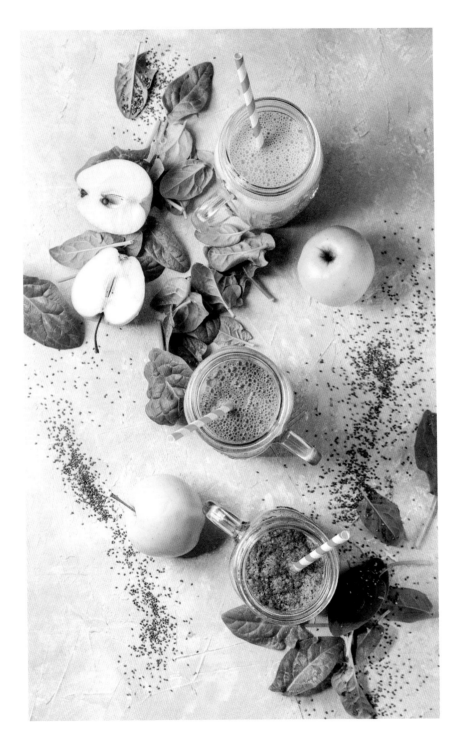

GRÜNER MORGEN-SMOOTHIE

Für 2 Personen

Zubereitungszeit:
15 Minuten

ZUTATEN
· 200 g Spinat
· 2 Äpfel
· 10 g Ingwer
· 1 TL Spirulina-Pulver
· 500 ml Kokoswasser

ZUBEREITUNG
1. Vom Spinat die groben Stängel abschneiden und die Blätter klein zupfen, waschen und abtropfen lassen. Äpfel schälen, vierteln und entkernen. Die Apfelviertel in kleine Würfel schneiden. Den Ingwer schälen und auf einer Haushalts- oder Ingwerreibe fein reiben.

2. Spinat, Apfelwürfel, Ingwer und Spirulina-Pulver in einen Standmixer füllen. Kokoswasser daraufgießen und alles fein pürieren. In Gläser füllen und servieren.

Nährwerte pro Portion: 134 kcal, 5,4 g Eiweiß, 1,5 g Fett, 21,5 g Kohlenhydrate, 4,3 g Ballaststoffe

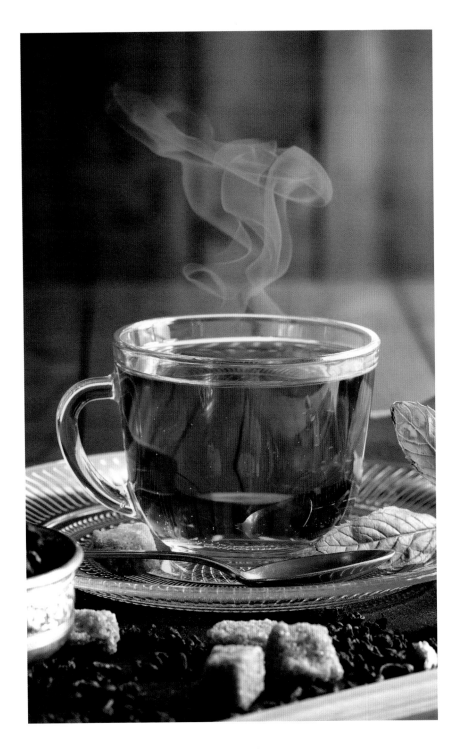

HOME-MADE-MINZTEE

Für 1 Person

Zubereitungszeit:
20 Minuten

ZUTATEN
· 1 Bund frische Minze
· 5 Gojibeeren

ZUBEREITUNG
1. Den Backofen auf 160 °C Umluft vorheizen.

2. Die Minze waschen, trocken schütteln und die Blätter von den Stielen zupfen. Ein Backblech mit Backpapier belegen, die Minzblätter darauf verteilen und das Backblech in den vorgeheizten Ofen schieben. Zwischen Tür und Ofen einen Kochlöffel stecken, sodass die Tür einen Spalt geöffnet ist. Nach 10 Minuten sollten die Minzblätter vollständig getrocknet sein.

3. Das Backblech herausnehmen, die Minze auskühlen lassen und luftdicht verpackt aufbewahren. 5 Gojibeeren in ein Teeglas geben, die Minzblätter von etwa 4 Stielen in ein Teesieb geben und mit heißem, nicht mehr kochendem Wasser aufgießen.

4. Den Tee 10 Minuten ziehen lassen, dann das Sieb mit den Minzblättern entnehmen.

TIPP: Minze ist nicht nur als Tee genießbar. Sie ist voller **Vitamine** und Mineralstoffe, unter anderem **Vitamin** C, Kupfer, Kalium, Magnesium, Eisen und Calcium. Sowohl Pfefferminze als auch Grüne **Minze** unterstützen das Immunsystem und erhalten die Gesundheit der Knochen.

Die stärkste Wirkung haben ihre Blätter, wenn die Pflanze kurz vor der Blüte steht. Ihr typischer Geschmack würzt Desserts, Sommergetränke, Salate, aber auch Fleisch und Chutneys.

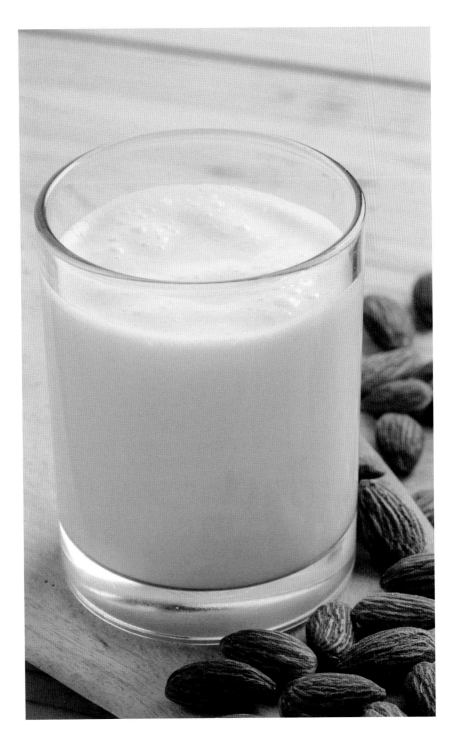

MANDELMILCH

Für 2 Personen

Einweichzeit:
8–10 Stunden

Zubereitungszeit:
10 Minuten

ZUTATEN

· 70 g Mandeln

ZUBEREITUNG

1. Die Mandeln 8–10 Stunden (über Nacht) in reichlich Wasser einweichen.

2. Das Wasser abgießen, die Nüsse mit klarem Wasser spülen und mit 500 ml Wasser in einen leistungsstarken Mixer geben. Alles bei höchster Stufe 3–4 Minuten mixen.

3. Die Flüssigkeit z. B. durch ein sauberes Stoff-Teesieb (Reformhaus) oder ein sauberes feines Tuch mittels eines Trichters in eine Flasche abseihen.

4. Gut verschlossen hält sich die Nussmilch im Kühlschrank 2–3 Tage.

TIPP: Süße **Mandeln** sind gesund. Das ist wissenschaftlich eindeutig bewiesen. Sie enthalten die Vitamine E und B, Mineralstoffe wie Calcium, Magnesium, Kupfer und Zink, wertvolle pflanzliche Proteine, Ballaststoffe und eine außergewöhnliche Zusammensetzung von sekundären Pflanzenstoffen – besonders in der Mandelhaut.

· In einer kleinen Hand (28 Gramm) stecken 6 Gramm hochwertiges Protein, knapp 2 Gramm Kohlenhydrate und 14 Gramm Fett.

· Eine Portion der knackigen Kerne liefert rund 162 Kilokalorien.

Nährwerte pro 100 ml: 86 kcal, 3,4 g Eiweiß, 9,3 g Fett, 0,8 g Kohlenhydrate, 1,6 g Ballaststoffe

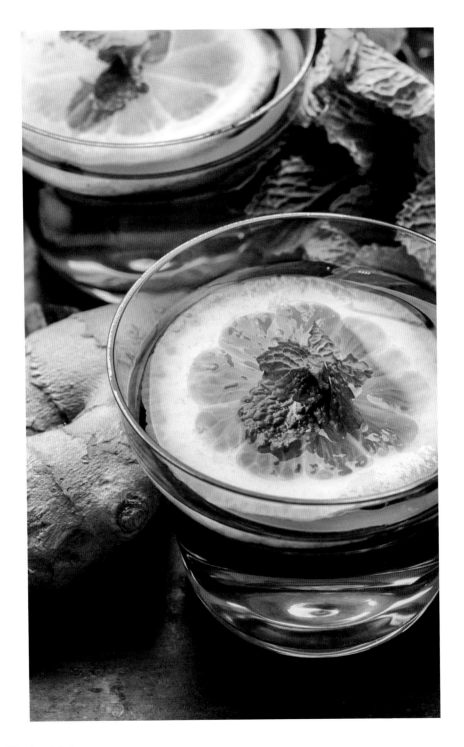

NEW-INGWERTEE

Für 2 Personen

Zubereitungszeit:
12 Minuten

ZUTATEN
· 1 Stück Ingwer (ca. 2 cm)

ZUBEREITUNG

1. In einem Topf 500 ml Wasser zum Kochen bringen. Ingwer vorsichtig schälen, in sehr dünne Scheiben schneiden und in das kochende Wasser geben. Mindestens 10 Minuten köcheln lassen (je länger der Ingwer köchelt, desto geschmacksintensiver, aber auch schärfer wird der Tee).

2. Der Ingwertee lässt sich mit frischem Zitronensaft, frischer Minze oder Agavendicksaft verfeinern und schmeckt auch kalt wunderbar erfrischend.

TIPP: Ingwer beinhaltet pro 100 Gramm zwar 80 Kilokalorien, in den hier verwendeten kleinen Mengen schlägt sich das jedoch kaum relevant nieder. Jedoch besticht die Ingwerwurzel durch viele sekundäre Pflanzenstoffe, Vitamine, Mineralstoffe wie Natrium, Kalium, Calcium und Magnesium sowie Spurenelemente wie Eisen, Zink und Kupfer.

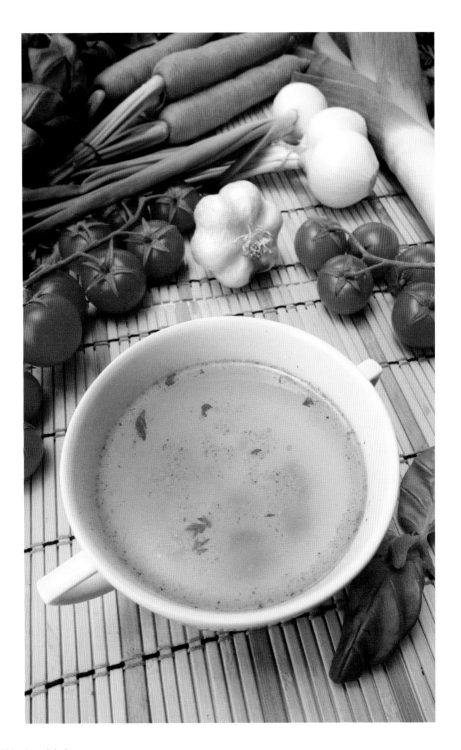

GEMÜSEBRÜHE

Für 2 Liter

Zubereitungszeit:
60 Minuten

ZUTATEN
· 600 Gramm Gemüse
  (z. B. Sellerie, Lauch,
  Karotten und Suppen-
  grün)
· 1 Zwiebel
· 1 EL Olivenöl
· frische Kräuter (z. B.
  Petersilie, Liebstöckel)
· Pfeffer

ZUBEREITUNG
1. Das Gemüse zunächst gründlich waschen und die Zwiebel schälen. Alles klein schneiden.

2. Olivenöl in einer Pfanne erhitzen und das Gemüse darin kurz andünsten. Das Ganze mit zwei Litern Wasser aufgießen.

3. Jetzt ist Köcheln angesagt. Nach einer Dreiviertelstunde die festen Bestandteile herausfiltern. Noch mit frischen Kräutern und Pfeffer würzen.

Nährwerte pro 100 ml: 5 kcal, 0,2 g Eiweiß, 0,1 g Fett, 0,5 g Kohlenhydrate

REZEPTÜBERSICHT

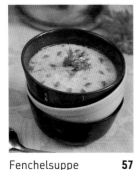
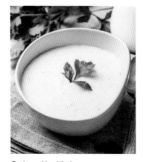
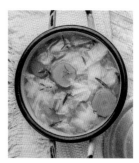
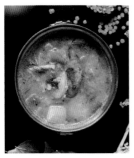
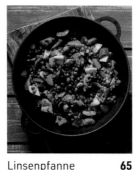
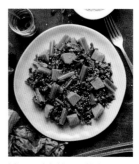
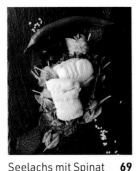
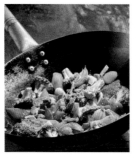
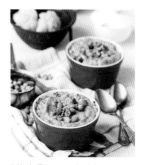

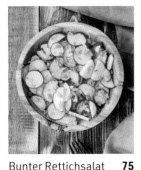

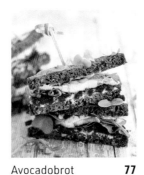

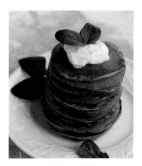

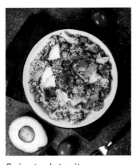

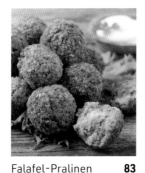

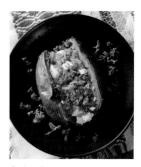

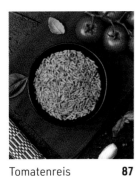

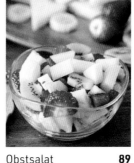

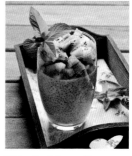

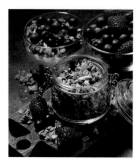
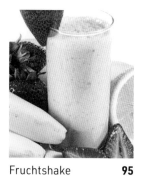
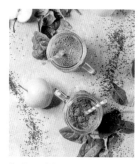
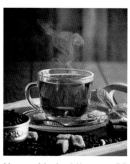
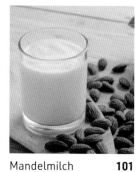
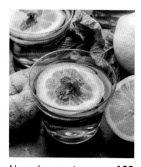

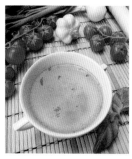

Impressum

Copyright © 2020 Weltbild GmbH & Co. KG,
Werner-von-Siemens-Str. 1, 86159 Augsburg

Redaktion: Schmieder-Media GmbH, Lünen
Lektorat: Claudia Lenz, Essen und Brigitte Hamerski, Willich
Rezepte: Wolfgang Link, Neuendettelsau
Gestaltung und Satz: Die Knaben – Büro für Gestaltung, Frankfurt
Fotografie: Shutterstock
Umschlaggestaltung: Die Knaben – Büro für Gestaltung, Frankfurt
Umschlagmotiv: Shutterstock
Druck und Bindung: COULEURS Print & More GmbH, Köln
Printed in the EU
ISBN: 978-3-8289-4462-6

Einkaufen im Internet: www.weltbild.de